Mahmoud Elhusseiny Abolmagd
Mohammad El-Desouky Abou Shehata
Talal Youssef Ahmed Amer

Tratamento transcateter da hemoptise

Mahmoud Elhusseiny Abolmagd
Mohammad El-Desouky Abou Shehata
Talal Youssef Ahmed Amer

Tratamento transcateter da hemoptise

Embolização da artéria brônquica e pulmonar para hemoptise

ScienciaScripts

Imprint
Any brand names and product names mentioned in this book are subject to trademark, brand or patent protection and are trademarks or registered trademarks of their respective holders. The use of brand names, product names, common names, trade names, product descriptions etc. even without a particular marking in this work is in no way to be construed to mean that such names may be regarded as unrestricted in respect of trademark and brand protection legislation and could thus be used by anyone.

Cover image: www.ingimage.com

This book is a translation from the original published under ISBN 978-3-659-83123-2.

Publisher:
Sciencia Scripts
is a trademark of
Dodo Books Indian Ocean Ltd. and OmniScriptum S.R.L publishing group

120 High Road, East Finchley, London, N2 9ED, United Kingdom
Str. Armeneasca 28/1, office 1, Chisinau MD-2012, Republic of Moldova, Europe
Printed at: see last page
ISBN: 978-620-8-34342-2

Índice:

Agradecimentos

*Antes de mais, louvores a **ALLAH** pela sua ajuda e generosidade e por me ter dado a força e a confiança para terminar este trabalho.*

Dr. Mohammad El-Desouky Abou Shehata, professor de medicina torácica *da Faculdade de Medicina da Universidade de Mansoura, ao* **Prof. Dr. Talal Ahmed Amer**, *professor do departamento de radiologia diagnóstica da Faculdade de Medicina da Universidade de Mansoura, e ao* **Dr. Amany Esmail Zeidan**, professor assistente de medicina torácica da Faculdade de Medicina da Universidade de Mansoura, *pela sua supervisão contínua e amável, pelos seus conselhos generosos e pelas suas ideias intermináveis para a realização deste trabalho. De facto, foi um privilégio para mim estar sob a sua supervisão sincera.*

Dr. Mohammad El-Sayed El-Desoky, professor e diretor do departamento de medicina torácica da Faculdade de Medicina da Universidade de Mansoura, e *ao* **Prof. Dr. Ahmad Younis El-Sayed,** professor de medicina torácica da Faculdade de Medicina da Universidade de Mansoura, *pela sua amável cooperação, ajuda valiosa e apoio.*

Os meus agradecimentos estendem-se também a todos os membros da minha equipa e aos meus colegas do Departamento de Medicina Torácica pelo seu apoio e ajuda.

Mahmoud Elhosiny Abol-magd

Capítulo 1

Introdução e objetivo do trabalho

A hemoptise com risco de vida é uma das condições mais difíceis encontradas nos cuidados intensivos e exige uma investigação exaustiva e atempada. Apesar dos avanços na gestão médica e da unidade de cuidados intensivos, a hemoptise maciça continua a ser uma ameaça grave ***(Yoon et al., 2002).***

As opções de tratamento para a hemoptise com risco de vida são dificultadas pela necessidade de diagnóstico da patologia subjacente e pela urgência de uma forma eficaz de terapia que possa ser implementada rapidamente. Estes doentes são frequentemente maus candidatos à cirurgia devido à presença de doença pulmonar bilateral ou de uma função pulmonar significativamente comprometida. O tratamento cirúrgico na situação aguda está associado a uma elevada mortalidade e a uma elevada morbilidade. A emergência da embolização da artéria brônquica como modalidade terapêutica para a hemoptise com risco de vida revolucionou o tratamento desses pacientes ***(Wong et al., 2002).***

A cirurgia está indicada se a embolização da artéria brônquica não estiver disponível ou for tecnicamente inviável, ou se a hemorragia ou a aspiração de sangue persistirem apesar da embolização. A ressecção cirúrgica do local da hemorragia é possível se a lesão puder ser localizada e o doente for um candidato à cirurgia. A cirurgia também é preferível quando a acuidade (taxa e quantidade de sangramento) da hemoptise impede a embolização segura da artéria brônquica. As indicações mais específicas para cirurgia em hemoptise maciça incluem hemorragia persistente de um micetoma resistente ao tratamento médico, adenoma brônquico, rutura iatrogénica da artéria pulmonar, aneurisma da aorta com fuga, quistos hidáticos e malformações arteriovenosas selecionadas ***(Brunicardi, 2005).***

A cirurgia está contra-indicada em doentes com carcinoma do pulmão que envolva a traqueia, o mediastino, o coração, os grandes vasos ou a pleura parietal; tuberculose ativa; fibrose quística; malformações arteriovenosas múltiplas; bronquiectasias multifocais; hemorragia alveolar difusa; e reserva cardiopulmonar reduzida ***(Yoon et al., 2002).***

Os procedimentos de radiologia de intervenção (IR) são procedimentos cirúrgicos minimamente invasivos que provocam menos dor e morbilidade e mortalidade relacionadas com o procedimento do que a cirurgia aberta convencional. A maior parte dos procedimentos de IR requerem menos de 24 horas de hospitalização e são considerados principalmente como procedimentos ambulatórios. Não apresentam riscos cardiovasculares significativos e não produzem as alterações circulatórias e metabólicas causadas pelos procedimentos cirúrgicos abertos, particularmente os das artérias principais. Como os procedimentos de IR raramente são realizados sob anestesia geral, evitam o impacto anestésico sobre a função respiratória, cardíaca e hepatorenal ***(Becker, 2001)***.

A embolização arteriográfica envolve a injeção focal de material de contraste intravenoso para definir a circulação arterial pretendida (brônquica, pulmonar ou sistémica), identificando o potencial local de hemorragia e, em seguida, inserindo material oclusivo no próprio vaso hemorrágico ou nos vasos proximais que o irrigam. A aortografia torácica de rotina pós-embolização é por vezes realizada para melhorar a deteção de hemorragia da circulação sistémica ***(Chun et al., 2003).***

A decisão fundamental na realização de qualquer procedimento de embolização é a escolha do agente. Com base nas suas propriedades físicas e químicas, os agentes embólicos podem induzir a oclusão mecânica dos vasos; provocar a formação de trombos por reacções inflamatórias ou destruir o endotélio, levando à trombose ***(Golzarian et al., 2006)***.

A síndroma pós-embolização (SPE) é considerada a complicação mais frequente das técnicas de embolização. Sintomas como vários graus de dor, febre, náuseas, mal-estar, artralgia e perda de apetite, e pirexia de baixo grau contínua ou intermitente <39^C (104 F) são típicos. Febre alta ou em picos sugere infeção. 20% dos doentes com PES têm leucocitose <24 000/microlitro nas primeiras 24 horas. Um aumento posterior dos leucócitos deve ser visto com cautela e sugere infeção (***Puppala, 2010).***

A complicação mais temida e grave deste procedimento é a isquémia medular secundária à embolização inadvertida das artérias espinhais anteriores ou posteriores através das artérias radiculomedulares, que podem ter origem nas artérias brônquicas. Esta complicação foi descrita como ocorrendo em 1,4 a 6,5% dos BAE, de acordo com diferentes séries publicadas. A utilização de um microcateter pode ser indicada nesta situação para que o BAE possa ser efectuado a partir de uma posição mais distal ***(Wong et al., 2002).***

Foram relatados resultados favoráveis em doentes com TB ativa, em que o tratamento simultâneo com embolização e terapia antituberculosa resultou em elevadas taxas de sucesso imediato e baixas taxas de recorrência. Foram observados maus resultados em doentes com aspergiloma, em que o processo de doença subjacente é conhecido por ser agressivo e extenso, envolvendo frequentemente artérias não brônquicas. Um estudo recente mostrou uma taxa de recorrência de 100% nesses pacientes, a maioria dos quais ocorreu nas primeiras 2 semanas após o BAE, e uma taxa de mortalidade de 50% no primeiro mês. O aspergiloma demonstrou ser um fator de risco estatisticamente significativo para o desenvolvimento de hemoptise recorrente, pelo que estes doentes devem ser tratados agressivamente com uma combinação de embolização repetida e cirurgia electiva. Também foi relatado que as neoplasias malignas pulmonares apresentam maus resultados imediatos e a longo prazo e estão associadas a uma elevada mortalidade devido à natureza progressiva da doença ***(Chun e Belli, 2009).***

Objetivo do trabalho

Rever as indicações, metodologia e complicações da terapêutica de embolização e o seu papel no tratamento da hemoptise maciça.

Capítulo 2

HEMOPTYSIS

Definição e classificação

A hemoptise é a expetoração de sangue grosseiro ou de expetoração com vestígios de sangue abaixo do nível das cordas vocais. A hemoptise é classificada como maciça ou não maciça com base na taxa de hemorragia. A expetoração de menos de 100 ml de sangue num período de 24 horas é considerada hemoptise não maciça. A definição de hemoptise maciça varia muito na literatura, oscilando entre 100 e 600 mL de sangue num período de 24 horas; no entanto, a definição mais utilizada é de 600 mL em 24 horas. Estima-se que mais de 400 ml de sangue no espaço alveolar seja suficiente para causar comprometimento da oxigenação ***(Corder, 2003).***

A definição de hemoptise maciça é geralmente utilizada para descrever a expetoração de uma grande quantidade de sangue e/ou uma taxa rápida de hemorragia, embora os limiares exactos que constituem hemoptise maciça sejam controversos. Foram propostos limiares de 100 ml, 200 ml, 240 ml, 500 ml, 600 ml e 1000 ml em 24 horas, mas nenhum foi universalmente aceite. Alguns clínicos argumentam que um grande volume de sangue expectorado, por si só, não deve definir hemoptise maciça, mas sim que a troca gasosa anormal e a instabilidade hemodinâmica também devem estar presentes. A hemoptise maciça pode ser definida como >500 mL de sangue expectorado durante um período de 24 horas ou sangramento a uma taxa >100 mL/hora, independentemente da existência de troca gasosa anormal ou instabilidade hemodinâmica ***(Ibrahim, 2008).***

A origem da hemoptise maciça é geralmente a circulação brônquica (90% dos casos) e não a circulação pulmonar (5%). Numa minoria de casos (5%), a hemoptise maciça pode ter origem na aorta (por exemplo, fístula aortobrônquica, rutura de um aneurisma da aorta) ou no fornecimento arterial sistémico aos pulmões. Em muitas doenças pulmonares agudas e crónicas, a circulação pulmonar é reduzida ou ocluída ao nível das arteríolas pulmonares devido a vasoconstrição hipóxica, trombose intravascular e vasculite ***(de Gregorio et al., 2006).***

Como resultado, as artérias brônquicas proliferam e alargam para substituir a circulação pulmonar. Os vasos brônquicos dilatados, que existem numa área de inflamação ativa ou crónica, podem romper-se devido à erosão por um agente bacteriano ou devido a uma pressão sanguínea regional elevada. O sangue arterial sob pressão arterial sistémica extravasa subsequentemente para a árvore respiratória, resultando em hemoptise maciça ***(Yoon et al., 2002).***

O tratamento conservador da hemoptise maciça acarreta uma mortalidade de 50% a 100%. Devido à fraca reserva pulmonar, a maioria dos doentes com hemoptise maciça não está apta para tratamento cirúrgico. A mortalidade registada para o tratamento cirúrgico varia entre 7,1% e 18,2%. Com um aumento significativo até cerca de 40%, quando a cirurgia é efectuada como um procedimento de emergência ***(Cheng et al., 2005).***

Avaliação do paciente com hemoptise:

A avaliação da hemoptise envolve uma história cuidadosa, um exame físico e uma radiografia do tórax. Os estudos iniciais também incluem um hemograma completo. O grau de anemia pode influenciar a rapidez de outros testes, e a trombocitopenia pode ser um fator que contribui para a hemoptise. Do mesmo modo, a medição dos tempos de coagulação é importante. Os estudos da função renal e uma análise da urina podem ser indicados quando existe a possibilidade de um processo sistémico que cause uma síndrome pulmonar-renal. A expetoração deve ser recolhida e, dependendo das circunstâncias, devem ser efectuadas culturas e colorações microbiológicas ou um exame citológico. Dependendo da identificação de uma causa e dos factores de risco para uma causa grave de hemorragia, a avaliação envolve, em seguida, estudos adicionais para procurar uma fonte ***(Taichman e Fishman, 2008).***

1. História

A anamnese é um passo importante na avaliação do doente com hemoptise. A dispneia aos esforços, a ortopneia e a expetoração espumosa e rosada podem sugerir insuficiência cardíaca congestiva ou estenose da válvula mitral. A febre e a tosse produtiva podem sugerir infecções do trato respiratório superior, pneumonia ou abcesso pulmonar. antecedentes de doença pulmonar crónica, infeção recorrente do trato respiratório inferior ou tosse com expetoração purulenta abundante podem sugerir bronquiectasia. dor torácica pleurítica e sensibilidade na barriga da perna podem sugerir embolia pulmonar ou enfarte. o consumo de tabaco pode sugerir cancro do pulmão. a perda de peso pode sugerir cancro do pulmão, tuberculose ou abcesso pulmonar ***(Harrison e Braunwald, 2001)***.

2. Exame físico

Um exame físico cuidadoso pode levantar a possibilidade de um diagnóstico clínico especial. A caquexia, a rouquidão da voz podem sugerir carcinoma broncogénico. O baqueteamento pode sugerir carcinoma broncogénico, bronquiectasia ou abcesso pulmonar. A febre e as crepitações podem sugerir pneumonia, sopro cardíaco na estenose mitral ***(Corder, 2003).***

3. Testes laboratoriais

A realização de alguns testes laboratoriais pode ajudar a chegar ao diagnóstico. A contagem elevada de glóbulos brancos pode estar presente nas infecções do trato respiratório superior e inferior. O tempo de protrombina, o INR e o tempo de tromboplastina parcial estão aumentados nas perturbações da coagulação. O dímero D está elevado nos casos de embolia pulmonar. A coloração de Gram da expetoração, a cultura, o esfregaço de bacilos álcool-ácido resistentes e a cultura são úteis para o diagnóstico de pneumonia, abcesso pulmonar e tuberculose. A citologia da expetoração pode diagnosticar algumas neoplasias. A VHS pode estar elevada em infecções, doenças auto-imunes, por exemplo, lúpus eritematoso sistémico, sarcoidose e síndrome de Good pasture ***(Corder, 2003).***

4. Radiologia

A radiografia pode lateralizar a hemorragia com um elevado grau de certeza e pode frequentemente ajudar a detetar anomalias parenquimatosas e pleurais subjacentes. Embora a radiografia seja um exame inicial útil, tem de ser complementada com uma avaliação mais pormenorizada. Num estudo realizado por Herth et al, quase um quarto dos doentes que apresentavam hemoptise aguda secundária a uma neoplasia maligna tinham achados radiográficos torácicos normais. Os autores recomendaram a realização de exames adicionais de acompanhamento em doentes com hemoptise nos quais a causa subjacente não foi detectada na radiografia inicial ***(Herth et al., 2001).***

A tomografia computorizada (TC) precoce do tórax tem sido cada vez mais defendida para ajudar a localizar o local da hemorragia e para diagnosticar a causa da hemoptise. É geralmente efectuada em doentes cuja broncoscopia não foi diagnóstica e nos quais a arteriografia não é necessária porque a hemorragia cessou ***(Revel et al., 2002).***

A principal vantagem da TC é que pode identificar anomalias difíceis de detetar por broncoscopia e arteriografia, tais como bronquiectasias, abcessos pulmonares, aneurismas da artéria pulmonar (Rasmussen) e lesões maciças (por exemplo, cancro, aspergiloma, malformações arteriovenosas). As principais desvantagens da TC torácica são o facto de exigir a deslocação do doente para fora da unidade de cuidados intensivos e de, ocasionalmente, poder fornecer resultados enganadores. Por exemplo, um coágulo numa via aérea ou uma hemorragia numa cavidade podem ser confundidos com uma massa tumoral ***(Yoon et al., 2003).***

5. Broncoscopia flexível

A broncoscopia flexível é o procedimento de diagnóstico inicial de escolha na maioria dos doentes com hemoptise maciça, uma vez que pode ser efectuada à cabeceira do doente, está prontamente disponível e é muito eficaz na localização do local da hemorragia se for efectuada enquanto o doente está a sangrar ***(Khalil et al., 2007).***

Causas de hemoptise

1- Tuberculose

A hemoptise maciça pode ser devida a tuberculose ativa. A causa da hemorragia é geralmente uma ulceração bronquiolar com necrose dos vasos sanguíneos adjacentes e dos alvéolos distais. Este tipo de hemorragia tem origem na circulação arterial brônquica. Menos frequentemente, a TB ativa pode causar a rutura súbita de um aneurisma de Rasmussen. Este é um aneurisma da artéria pulmonar que se expande lentamente devido à erosão inflamatória da parede externa do vaso até rebentar. Também a hemoptise maciça pode ser devida a tuberculose anterior. Estas incluem a erosão de um nódulo linfático calcificado cicatrizado (isto é, broncolito) através de uma artéria brônquica e para dentro de uma via aérea, bronquiectasia devido a danos estruturais nos pulmões provocados por TB anterior e um micetoma numa cavidade pulmonar provocado por TB anterior ***(McDonald, 2001).***

2- Infecções fúngicas

As infecções fúngicas nos pulmões têm aumentado em frequência, especialmente entre os doentes com doença cavitária pré-existente e os doentes imunocomprometidos (por exemplo, transplante de medula óssea). Os tipos de infecções fúngicas pulmonares incluem micetomas, por exemplo, aspergilomas, infecções fúngicas parenquimatosas invasivas, por exemplo, aspergilose pulmonar necrosante crónica ***(Taichman e Fishman,***

2008).

3- Bronquiectasia

A circulação brônquica fornece o fluxo sanguíneo à parede dos brônquios. Na bronquiectasia, a inflamação crónica das vias aéreas causa hipertrofia e tortuosidade das artérias brônquicas que acompanham as árvores brônquicas regionais, bem como a expansão do plexo submucoso e peribrônquico de vasos sanguíneos. A rutura dos vasos tortuosos ou do plexo capilar provoca uma hemorragia rápida porque estes vasos sanguíneos estão sujeitos à pressão sanguínea sistémica ***(Taichman e Fishman, 2008).***

4- Outras infecções pulmonares

Outras infecções pulmonares (particularmente abcessos pulmonares) também podem causar hemoptise maciça. Independentemente do tipo de infeção pulmonar, a hemorragia pode ocorrer de forma aguda devido à necrose do tecido pulmonar ou à rutura de artérias brônquicas hipertrofiadas devido a inflamação crónica. A pneumonia bacteriana causa ocasionalmente hemoptise maciça, especialmente em indivíduos com trombocitopenia ou coagulopatia ***(Pea et al., 2003).***

5- Neoplasias

Menos frequentemente, é a causa de hemoptise maciça. Para que ocorra hemoptise, a lesão tem de comunicar com as vias respiratórias. Na maioria das vezes, a hemorragia é consequência de uma ulceração causada por um tumor em expansão; por vezes, deve-se a um processo pneumónico ou a um abcesso no pulmão por detrás da lesão obstrutiva. A hemoptise raramente complica os tumores metastáticos dos pulmões, nomeadamente os carcinomas renais e do cólon, quando se disseminam para as vias respiratórias brônquicas ***(Taichman e Fishman, 2008).***

6- Doenças pulmonares imunológicas

As doenças pulmonares parenquimatosas difusas com uma base imunológica podem causar hemoptise maciça, provavelmente devido a capilarite pulmonar. Os exemplos incluem a síndrome de Goodpasture, a granulomatose com poliangiite (anteriormente designada granulomatose de Wegener), o lúpus eritematoso sistémico (LES) e a poliangiite microscópica ***(Sareli et al., 2008).***

7- Doenças cardíacas e vasculares

A estenose mitral apertada manifesta-se por vezes pela primeira vez através de um episódio de hemoptise rápida, de cor vermelha viva e difícil de controlar. A origem da hemorragia são as veias brônquicas submucosas, que proliferam consideravelmente nesta doença. A hemoptise maciça devido a estenose mitral é uma emergência médica e é uma indicação para intervenção cirúrgica para aliviar a obstrução na válvula mitral. A hemoptise causada por outros distúrbios circulatórios é muito menos comum. Ocasionalmente, um aneurisma da aorta penetra na árvore traqueobrônquica, causando a morte por exsanguinação e asfixia. Um acontecimento extraordinário é a comunicação de uma fístula arteriovenosa com uma pequena via aérea, causando uma hemorragia que é extremamente difícil de parar ***(Taichman e Fishman, 2008).***

As malformações arteriovenosas pulmonares são causadas por comunicações anormais entre as artérias pulmonares e as veias pulmonares, que são mais frequentemente de natureza congénita ***(Goodenberger, 2008).***

As malformações arteriovenosas pulmonares proporcionam comunicações diretas, sem capilares, entre a circulação pulmonar e a circulação sistémica, com três consequências clínicas principais: (a) O sangue arterial pulmonar que passa por estes shunts direita-esquerda não pode ser oxigenado, situação que pode levar a hipoxemia (b) A ausência de um leito capilar filtrante normal permite que material particulado (bolhas de ar ou coágulos) atinja diretamente a circulação sistémica (embolia paradoxal), com potenciais sequelas clínicas na circulação cerebral (ataque isquémico transitório, acidente vascular cerebral, abcesso cerebral) (c) Estes vasos anormais, particularmente em mulheres grávidas, podem romper para os brônquios (hemoptise) ou para a cavidade pleural (hemotórax) ***(Pelage et al., 2005).***

A epistaxe é a queixa mais comum entre os doentes sintomáticos com MPAV, a dispneia é observada em cerca de metade dos doentes com MPAV, a hemoptise é o terceiro sintoma mais comum, outros como dor torácica, tosse, enxaquecas, zumbidos, tonturas, síncope, vertigens e diplopia ***(Shovlin, 2004).***

O aspeto caraterístico de um PAVM em exames de TC é a presença de um nódulo homogéneo, bem circunscrito, não calcificado, medindo até vários centímetros de diâmetro ou a presença de uma massa serpiginosa ligada a vasos sanguíneos ***(Goodenberger, 2005).***

A ecocardiografia com contraste é uma excelente ferramenta para a avaliação de shunts cardíacos e intrapulmonares e é capaz de identificar pequenos shunts direita-esquerda. O diagnóstico das MVP pode ser efectuado com uma sensibilidade elevada, provavelmente próxima dos 95%-100%, para a deteção de MVP clinicamente importantes (ou seja, grandes) ***(Lee et al., 2003).***

A ARM dos PAVMs foi menos avaliada do que a TC. A vantagem óbvia da ARM sobre a TC é a ausência de exposição à radiação, mas as suas principais limitações incluem o custo e a disponibilidade limitada e as técnicas altamente especializadas necessárias para uma interpretação exacta ***(Khalil et al., 2000)***.

A angiografia pulmonar continua a ser o método de referência para confirmar a presença de um PAVM nos casos em que a incerteza persiste após outros exames, como a TC ou a RM ***(Mager, 2004).***

8- Trauma

A hemoptise segue-se a uma variedade de lesões torácicas: a perfuração de um pulmão por fratura de uma costela, contusões de um pulmão por traumatismo contundente grave do tórax, biópsia pulmonar percutânea ou transbrônquica e cateterismo cardíaco direito (também designado cateterismo da artéria pulmonar ou cateterismo de Swan Ganz) podem resultar em perfuração iatrogénica da artéria pulmonar e no aparecimento súbito de hemoptise maciça ***(Flume et al., 2005).***

9- Hemoptise catamenial

Hemoptise recorrente e coincidente com a menstruação. A causa é a endometriose intratorácica, geralmente envolvendo o parênquima pulmonar, mas ocasionalmente afectando as vias respiratórias ***(Augoulea et al., 2008).***

10- Criptogénico

Dependendo do estudo, até 30 por cento dos doentes com hemoptise não têm qualquer causa identificada, mesmo após uma avaliação cuidadosa, incluindo broncoscopia. Estes doentes são classificados como tendo hemoptise criptogénica ou idiopática ***(Delage et al., 2010)***.

Tratamento da hemoptise maciça

1. Tratamento Inatial da Hemoptise Maciça

Quando um doente apresenta hemoptise maciça, os passos iniciais consistem em posicionar corretamente o doente, estabelecer uma via aérea desobstruída, assegurar uma troca gasosa e uma função cardiovascular adequadas e controlar a hemorragia ***(Jean-Baptiste, 2000)***.

A primeira prioridade no tratamento de um doente com hemoptise potencialmente fatal é a proteção das vias aéreas e a prevenção da asfixia. A intubação deve ser realizada imediatamente e deve ser considerada a intubação selectiva de um pulmão para o proteger do derrame de sangue do outro. Quando o local da hemorragia é conhecido, uma manobra simples e inicial à beira do leito é colocar o lado envolvido numa posição dependente para proteger o pulmão não envolvido ***(Taichman e Fishman, 2008).***

2. Controlar a hemorragia

As abordagens não cirúrgicas para controlar a hemorragia incluem a infusão de produtos sanguíneos, a broncoscopia e a arteriografia.

2-a. Infusão de produtos sanguíneos

Os pacientes com hemoptise maciça devem ter todas as anormalidades de coagulação conhecidas ou suspeitas rapidamente revertidas. Os doentes que estejam a receber um anticoagulante (por exemplo, varfarina, heparina) ou que tenham um tempo de protrombina, um tempo de tromboplastina parcial ou um rácio normalizado internacional elevados devem receber plasma fresco congelado. Os doentes com trombocitopenia devem receber uma transfusão de plaquetas. Os doentes urémicos ou que estejam a tomar um agente antiplaquetário (por exemplo, aspirina, clopidogrel) também podem beneficiar da transfusão de plaquetas. A transfusão de sangue total também deve ser considerada para evitar o choque ***(Wheater et al., 2008).***

2-b. Broncoscopia

Há uma variedade de técnicas broncoscópicas que podem controlar a hemorragia pulmonar. Estas incluem tamponamento com balão, lavagem com soro fisiológico gelado, medicamentos tópicos, terapia com laser e electrocauterização. O tamponamento com balão envolve a colocação de um cateter balão Fogarty no brônquio segmentar ou subsegmentar que conduz ao local da hemorragia. O balão é mantido insuflado durante 24 a 48 horas e depois desinsuflado. Uma vez desinsuflado o balão, o doente é observado durante várias horas para verificar se há nova hemorragia. Se não houver evidência de ressangramento, o cateter balão é removido. Existem riscos teóricos de lesão isquémica da mucosa e de pneumonia pós-obstrutiva devido ao tamponamento com balão, mas estas complicações não foram relatadas ***(Lordan et al., 2003).***

Um agente vasoconstritor tópico (geralmente epinefrina [1: 20.000] ou vasopressina) ou um coagulante tópico (por exemplo, trombina ou uma combinação de fibrinogénio e trombina) pode ser infundido através de um broncoscópio e diretamente na fonte de hemorragia para abrandar ou parar a hemorragia ***(de Gracia et al., 2003).***

A terapia com laser, o electrocautério, a coagulação com plasma de árgon ou a crioterapia podem ser capazes de parar a hemorragia se a broncoscopia identificar uma lesão mucosa hemorrágica. Estas técnicas podem ser implementadas através de um broncoscópio flexível ou rígido; no entanto, a broncoscopia rígida é preferível porque tem uma melhor capacidade de aspiração e é necessária uma excelente visualização da lesão hemorrágica ***(Lordan et al., 2003).***

2-c. Arteriografia

A embolização arteriográfica pode localizar potenciais locais de sangramento e tratar o sangramento por embolização. É geralmente utilizada quando há hemoptise persistente apesar da broncoscopia. A embolização arteriográfica é realizada numa sala de radiologia por um radiologista intervencionista ou vascular. Pode ser efectuada em doentes entubados e em estado crítico e, por conseguinte, é útil em doentes com uma maior gravidade da doença ***(Yoon et al., 2002).***

A embolização arteriográfica envolve a injeção focal de material de contraste intravenoso para definir a circulação arterial pretendida (brônquica, pulmonar ou sistémica), identificando o potencial local de hemorragia e, em seguida, inserindo material oclusivo no próprio vaso hemorrágico ou nos vasos proximais que o irrigam. A aortografia torácica pós-embolização de rotina é por vezes realizada para melhorar a deteção de hemorragia da circulação sistémica ***(Chun et al., 2003).***

A embolização arteriográfica interrompe com sucesso a hemorragia pulmonar em mais de 85% das tentativas de embolização, especialmente se as circulações brônquica, pulmonar e/ou arterial sistémica estiverem bem definidas durante o procedimento. Falhas técnicas precoces ocorrem em 5 a 10 por cento das tentativas de embolização. Os exemplos incluem a incapacidade de canular a artéria brônquica e a incapacidade de identificar e/ou embolizar todos os vasos alimentadores sistémicos colaterais (os vasos alimentadores sistémicos colaterais podem surgir das artérias gástricas, intercostais, mamárias internas, renais ou hepáticas). O ressangramento nos 6 a 12 meses seguintes ocorre numa minoria significativa de doentes submetidos a embolização (pelo menos 10 a 20 por cento); isto pode dever-se a embolização incompleta, revascularização ou recanalização ***(Menchini et al., 2009).***

A terapêutica de embolização (emboloterapia) é uma forma de tratamento baseada na oclusão angiográfica das artérias que alimentam uma válvula pulmonar obstrutiva, São colocadas bobinas de fibra de platina e, nalguns casos, balões na artéria que alimenta a VAP. E o seguimento dos doentes com válvula pulmonar pulmonar tratada é fundamental. 3-6 meses após o tratamento, o tamanho da válvula deve ter diminuído significativamente, deixando uma cicatriz residual. A TC espiral do tórax deve ser repetida de 5 em 5 anos para identificar a recanalização de PAVMs embolizadas e avaliar o crescimento de qualquer pequena MAV, até ser atingido o tamanho limite (artéria de alimentação com 3 mm de diâmetro) ***(Pelage et al., 2006).***

As complicações da embolização arteriográfica incluem a necrose da parede brônquica e a mielopatia isquémica (incluindo paraplegia) devido à embolização inadvertida de uma artéria espinal. Estas complicações são pouco frequentes quando operadores experientes realizam o procedimento ***(Wong et al., 2002).***

2-d. Cirurgia

A cirurgia é indicada se a embolização da artéria brônquica não estiver disponível ou for tecnicamente inviável, ou se a hemorragia ou a aspiração de sangue persistirem apesar da embolização. A ressecção cirúrgica do local da hemorragia é possível se a lesão puder ser localizada e o doente for um candidato à cirurgia. A cirurgia também é preferível quando a acuidade (taxa e quantidade de sangramento) da hemoptise impede a embolização segura da artéria brônquica. As indicações mais específicas para cirurgia na hemoptise maciça incluem hemorragia persistente de um micetoma resistente ao tratamento médico, adenoma brônquico, rutura iatrogénica da artéria pulmonar, aneurisma da aorta com fuga, quistos hidáticos e malformações arteriovenosas selecionadas ***(Brunicardi, 2005).***

A cirurgia está contra-indicada em doentes com carcinoma do pulmão que envolva a traqueia, o mediastino, o coração, os grandes vasos ou a pleura parietal; tuberculose ativa; fibrose quística; malformações arteriovenosas múltiplas; bronquiectasias multifocais; hemorragia alveolar difusa; e reserva cardiopulmonar reduzida ***(Yoon et al., 2002).***

A ligadura vascular, a excisão local e a lobectomia ou pneumonectomia foram os métodos de escolha para o tratamento do VAP. Algumas complicações observadas durante o acompanhamento a longo prazo incluem a recorrência ou o aumento do VAP, o agravamento da hipertensão pulmonar, o aumento de um VAP não reconhecido anteriormente e o acidente vascular cerebral ***(Pelage et al., 2006).***

A extensão da ressecção cirúrgica é influenciada por vários factores, incluindo a função pulmonar pré-operatória, o local da hemorragia e a gravidade da perda de sangue. A decisão final sobre o momento e a extensão da cirurgia na hemoptise maciça deve ser individualizada. Por exemplo, um tumor proximal torna uma ressecção limitada inviável e uma pneumonectomia mais provável. Uma pneumonectomia de emergência pode ser indicada independentemente da função pulmonar se a perda de sangue for grave, se a embolização da artéria brônquica não estiver disponível e se o tratamento endovascular tiver falhado. Menos de 10% dos doentes com hemoptise maciça necessitam de cirurgia de emergência; nestes doentes, foi registada uma mortalidade de 20% e uma morbilidade de 25% a 50% ***(Brunicardi, 2005).***

Capítulo 3
Anatomia Vascular Pulmonar

Existe um duplo fornecimento arterial ao pulmão: a circulação pulmonar e a circulação brônquica. A circulação pulmonar devolve o sangue desoxigenado aos pulmões para as trocas gasosas, enquanto a circulação brônquica fornece sangue oxigenado ao próprio parênquima pulmonar.

Anatomia da artéria brônquica

Quase todas as artérias brônquicas se originam da aorta torácica entre o nível de T4 e T7, com 90% originando-se entre a borda superior de T5 e a borda inferior de T6. Existem normalmente duas artérias brônquicas que irrigam a direita. A primeira surge habitualmente da aorta descendente como um tronco intercostobrônquico comum com a terceira artéria intercostal posterior direita e tem um orifício póstero-lateral. Esta artéria intercostobrônquica direita tem habitualmente um trajeto inicial vertical ou oblíquo para cima. Na TC, pode ser identificada à direita do espaço retroesofágico ***(Won et al., 2004).***

A segunda artéria importante é a artéria brônquica comum direita e esquerda que surge da superfície anterior e fornece ambos os pulmões. No lado esquerdo, está normalmente presente uma artéria brônquica esquerda separada, que se origina da superfície anterolateral da aorta ***(Do et al., 2001).***

Num estudo cadavérico, o tronco intercostobrônquico direito esteve presente em 97,5% dos casos, com uma artéria brônquica direita acessória associada em 7,5% dos casos. O tronco brônquico comum estava presente em metade dos casos e o sistema arterial brônquico esquerdo caracterizava-se pela presença de uma artéria brônquica esquerda direta em 76% dos casos e de uma artéria brônquica esquerda dupla em 20%. É extremamente raro que uma artéria brônquica esquerda surja de um tronco comum de uma artéria intercostobrônquica ***(van den Berg, 2006).***

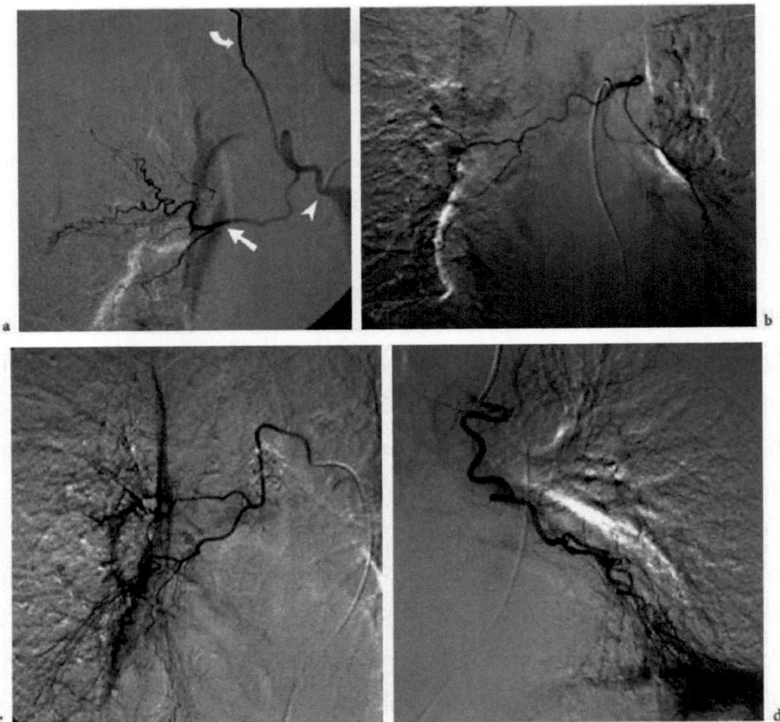

Fig (1): a) Angiografia selectiva do tronco intercostobrônquico direito: ponta do cateter ao nível do óstio (cabeça de seta); representação da artéria brônquica direita (seta) e do ramo intercostal (seta curva). b) Angiografia selectiva do tronco brônquico comum; divisão em artéria brônquica esquerda e direita. c) Angiografia selectiva da artéria brônquica direita, com origem direta na aorta. d) Angiografia selectiva da artéria brônquica esquerda, com origem direta na aorta ***(Van Den Berg, 2006)***.

Na fluoroscopia em projeção AP, a grande maioria das artérias brônquicas tem a sua origem ao nível do brônquio principal esquerdo que se sobrepõe à aorta, ligeiramente abaixo do nível da carina traqueal ***(Remy-Jardin et al., 2004).***

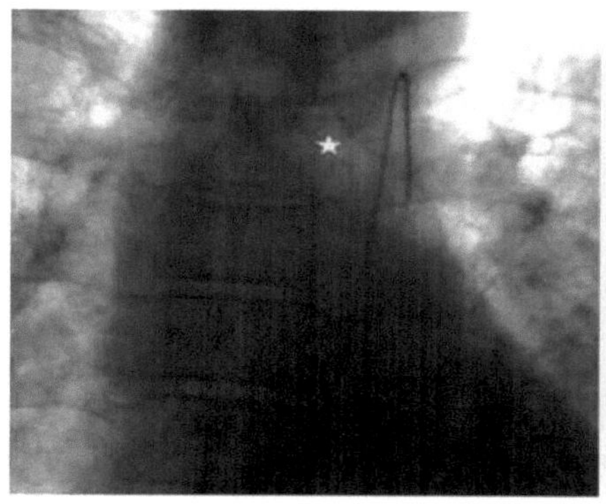

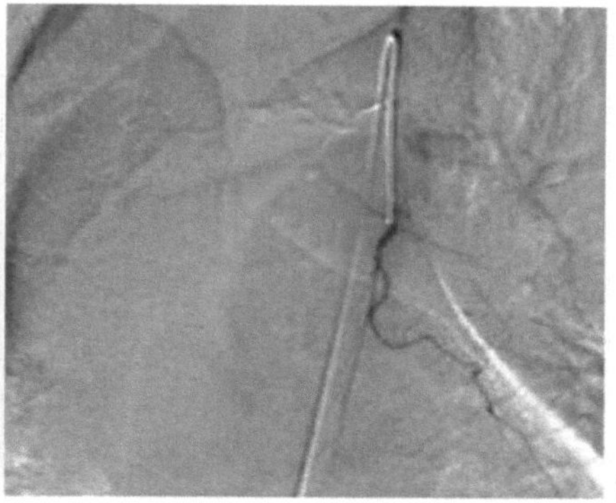

Fig (2): a) Imagem fluoroscópica demonstrando a relação da ponta do cateter com o brônquio principal esquerdo (asterisco). b) Angiografia selectiva no mesmo doente que (a): visualização da artéria brônquica esquerda ***(Van Den Berg, 2006)***.

Quatro padrões clássicos de artérias brônquicas

Tipo I: duas artérias brônquicas à esquerda e uma à direita (tronco intercostobrônquico); presente em 40% dos casos. Tipo II: uma artéria brônquica à esquerda e uma artéria intercostobrônquica à direita; presente em 20% dos casos. Tipo III: duas artérias brônquicas à esquerda, uma artéria brônquica e uma artéria intercostobrônquica à direita; presente em 20% dos casos. Tipo IV: uma artéria brônquica à esquerda, uma artéria brônquica e uma artéria intercostobrônquica à direita; presente em 10% dos casos ***(Yoon et al., 2002).***

As artérias brônquicas irrigam a traqueia, as vias aéreas pulmonares (intra e extrapulmonares), os gânglios linfáticos regionais, a pleura (visceral), o esófago e os vasa vasorum da aorta e da artéria e veia pulmonares ***(Van Den Berg, 2006)***.

Ocorrem muitas variações e as artérias brônquicas podem ter origem no arco aórtico, na artéria torácica interna ou mamária, no tronco tireocervical e costocervical, na artéria inominada, na artéria subclávia esquerda e na artéria tireóidea inferior, na artéria frénica inferior ou na aorta abdominal ***(Van Den Berg, 2006)***.

Um achado fundamental nas artérias brônquicas aberrantes, que as distingue anatómica e angiograficamente dos vasos colaterais sistémicos não brônquicos, é o seu trajeto após a ramificação dos brônquios principais. A circulação colateral sistémica não brônquica (que pode desenvolver-se após uma embolização bem sucedida do fornecimento arterial brônquico) entra normalmente no parênquima pulmonar através da pleura adjacente ou do ligamento pulmonar e tem um trajeto típico que não é paralelo à árvore brônquica ***(Van Den Berg, 2006)***.

As comunicações entre as artérias brônquicas e os vasos sistémicos são omnipresentes e podem, por vezes, complicar um procedimento de embolização. A comunicação mais comum é a de um tronco intercostobrônquico direito com uma artéria medular anterior que contribui para o fornecimento vascular da medula espinal através da artéria espinal anterior. As artérias medulares anteriores têm uma configuração caraterística de "gancho de cabelo" e seguem um curso paralelo à medula espinhal, como mostra a Figura (4). Outras comunicações menos comuns são com a artéria subclávia esquerda ou direita e a artéria coronária direita ***(Furnari et al., 2003).***

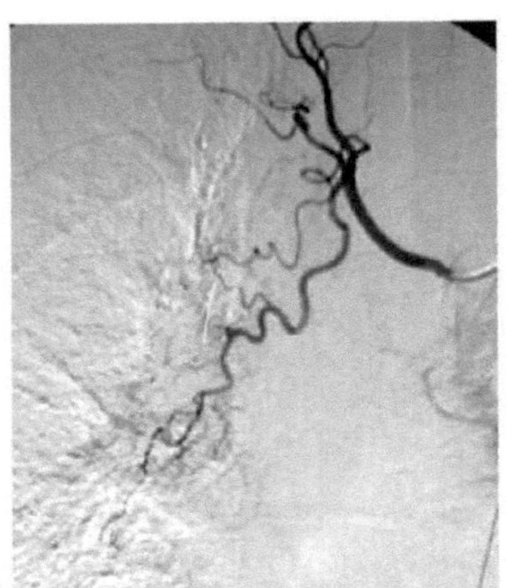

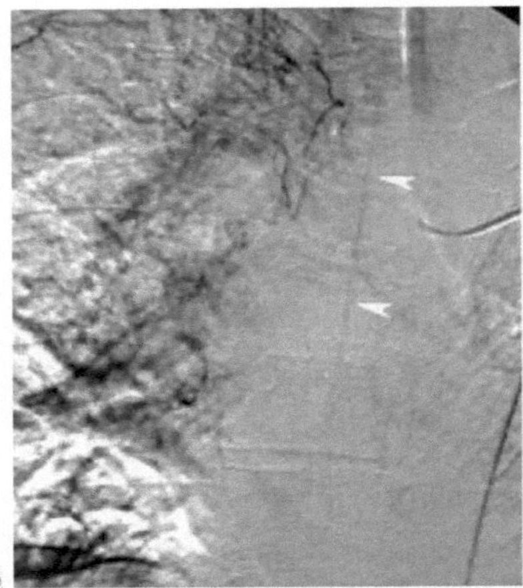

Fig (3): a) Angiografia selectiva do tronco intercostobrônquico direito, fase inicial. b) Angiografia selectiva do tronco intercostobrônquico direito, fase tardia, demonstrando uma estrutura arterial fina, com trajeto paralelo à coluna vertebral: artéria espinal anterior (pontas de setas) ***(Van Den Berg, 2006)***.

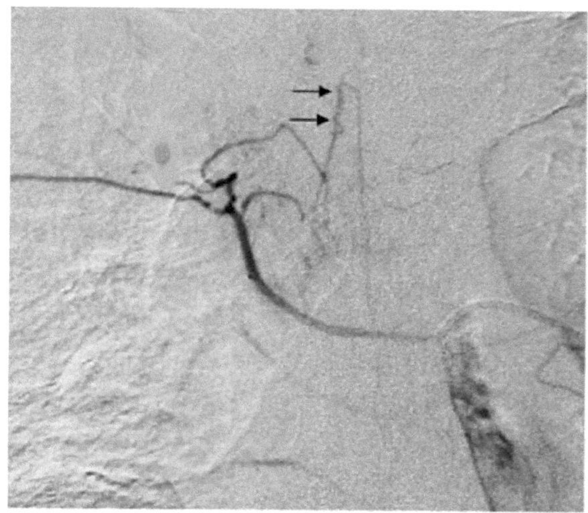

Fig (4): Artéria medular anterior. A angiografia intercostal direita selectiva mostra uma artéria medular anterior com a configuração típica de hairpin (setas). O ramo brônquico direito não é visível, uma vez que já foi embolizado de forma superselectiva (***Chun et al., 2010).***

As artérias brônquicas normais têm um diâmetro inferior a 1,5 mm na sua origem e 0,5 mm ao nível da entrada num segmento broncopulmonar. As caraterísticas patológicas da artéria brônquica são a hipertrofia, a tortuosidade, a neo- e hipervascularidade, o rubor vascular, a coloração densa dos tecidos moles, a derivação para o sistema vascular pulmonar, o extravasamento do meio de contraste para os alvéolos ou para a árvore brônquica e a formação de aneurisma/pseudoaneurisma da artéria brônquica ***(Remy-Jardin et al., 2004).***

A cateterização rápida e exacta das artérias brônquicas é muito importante para a embolização transarterial que salva vidas durante a hemoptise maciça. O nível ou a amplitude das vértebras torácicas é normalmente utilizado como um marco radiográfico para procurar as origens das artérias brônquicas durante a angiografia brônquica. Infelizmente, houve uma grande variação em relação às origens das artérias brônquicas. Como resultado, não é fácil identificar os seus orifícios a partir da aorta com base nos níveis das vértebras torácicas sob fluoroscopia. Além disso, o aortograma torácico não podia fornecer informações adequadas para a localização das origens das artérias brônquicas devido aos artefactos de movimento respiratório e à fraca opacificação das pequenas artérias brônquicas. É sempre mais fácil reconhecer o LMB radiolucente e identificar o seu trajeto comum que atravessa a aorta torácica proximal na fluoroscopia, o que é muito útil para uma rápida localização anatómica quando se realiza um angiograma brônquico emergente ***(Chan et al., 2004).***

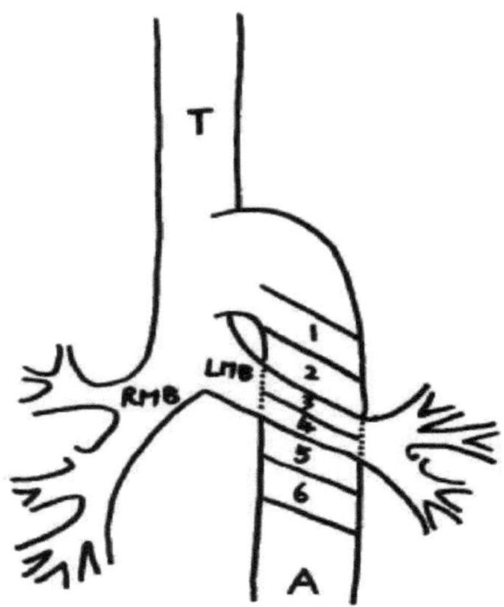

Fig (5): Esboço esquemático da classificação em seis níveis da relação espacial das origens das artérias brônquicas com o brônquio principal esquerdo (1: nível 1; 2: nível 2; 3: nível 3; 4: nível 4; 5: nível 5; 6: nível 6; BRM: brônquio principal direito; BRM: brônquio principal esquerdo; T: traqueia; A: aorta torácica) ***(Chan et al., 2004).***

Conforme ilustrado na figura (5), a relação das origens das artérias brônquicas direitas com a LMB foi principalmente nos níveis 3 e 4, em segundo lugar nos níveis 2 e 5, e menos nos níveis 1 e 6. Esses achados sugerem que a maneira mais eficaz de cateterizar com sucesso uma artéria brônquica direita deve começar dentro da sombra da MBL, depois dentro de uma largura de nervura acima e abaixo e, finalmente, além de uma largura de nervura. Por outro lado, a distribuição das origens das artérias brônquicas esquerdas foi variável. As origens das artérias brônquicas esquerdas encontravam-se maioritariamente nos níveis 1 e 2, e de forma semelhante entre os níveis 3, 4 e 5, e menos no nível 6. Uma forma razoável,

mas não necessariamente a forma mais eficaz, para o cateterismo da artéria brônquica esquerda é uma orientação craniocaudal do nível 1 ao nível 6 em conformidade ***(Chan et al., 2004).***

Em conclusão, as origens das artérias brônquicas direitas estavam mais frequentemente dentro da sombra radiolúcida da LMB, enquanto as origens das artérias brônquicas esquerdas estavam principalmente logo acima da LMB. Esses achados podem ser úteis no cateterismo da artéria brônquica durante a angiografia brônquica de emergência ***(Chan et al., 2004).***

Anatomia da Artéria Sistémica Não-Brônquica

Várias artérias sistémicas não brônquicas foram identificadas como possíveis fontes de hemoptise, especialmente em doentes após embolização repetida das artérias brônquicas e em doentes com envolvimento pleural concomitante da doença. Em um terço a 45% dos pacientes, um suprimento sanguíneo significativo de artérias não brônquicas contribui para a hemoptise. Os vasos patológicos podem ter origem nas artérias intercostais, nos ramos das artérias subclávia e axilar, na artéria mamária interna, nas artérias frénicas e na artéria gástrica esquerda. A angiografia por TC pode ser útil na identificação da vasculatura patológica em doentes com espessamento pleural e hemoptise ***(Yoon et al., 2002).***

A artéria torácica interna nasce normalmente do bordo inferior da primeira porção da artéria subclávia, a cerca de 2 cm da clavícula, em frente ao tronco tirocervical. Desce por trás das cartilagens das seis costelas superiores a uma distância de cerca de 1,25 cm da margem do esterno. Ao nível do sexto espaço intercostal, a artéria torácica interna termina por se dividir em artéria musculofrénica (ramo lateral) e artéria epigástrica superior (ramo medial). Variações na origem e na divisão terminal das artérias torácicas internas foram descritas na literatura ***(Bhasin et al., 2011).***

A artéria torácica interna dá origem a vários ramos: pericardiofrénico, mediastínico, tímico, brônquico, esternal, intercostais anteriores, perfurante, costal lateral, musculofrénico e epigástrico superior. Desloca-se obliquamente para baixo e ligeiramente para trás entre a pleura e o pericárdio, enviando pequenos ramos para estas estruturas, acompanhando o nervo frénico até ao diafragma, até se anastomosar com a artéria musculofrénica e as artérias frénicas superior e inferior. Também foram descritas variações na origem da artéria pericardiofrénica ***(Bhasin et al., 2011).***

Anatomia da artéria pulmonar

A artéria pulmonar e os seus ramos têm uma relação íntima com a árvore brônquica, mas variam ligeiramente nos lados direito e esquerdo. A artéria pulmonar principal divide-se e a artéria pulmonar direita corre posteriormente à aorta e à veia cava superior no interior do saco pericárdico, emergindo na pleura lateralmente à aurícula direita e ligeiramente anterior ao brônquio principal direito. Mais de dois terços da artéria pulmonar direita estão dentro do pericárdio e, à medida que sai do pericárdio, os ramos do lobo superior direito passam anteriormente para o brônquio do lobo superior direito. A artéria pulmonar direita interlobar continua em estreita aproximação com o brônquio intermediário e torna-se lateral à árvore brônquica à medida que supre os segmentos do lobo médio e inferior ***(Ellis et al., 2004).***

O primeiro ramo para o lobo superior direito é o tronco anterior. A porção interlobar da artéria pulmonar direita fornece ramos ascendentes posteriores para o segmento posterior do lobo superior direito e, às vezes, há um tronco comum que fornece ramos tanto para o segmento posterior do lobo superior direito quanto para o segmento superior do lobo inferior direito ***(Ellis et al., 2004).***

A porção interlobar da artéria pulmonar direita dá origem a um ou dois ramos para o lobo médio, depois, 1-2 cm distal, há um ramo para o segmento superior do lobo inferior direito. Em 80% da população, este ramo será diretamente oposto ao ramo para o lobo médio. A porção interlobar termina então nos ramos segmentares para o lobo inferior ***(Ellis et al., 2004).***

A artéria pulmonar esquerda tem um trajeto curto através do pericárdio e passa anteriormente ao brônquio principal esquerdo à saída. Logo distal à sua origem, a artéria pulmonar esquerda é conectada à aorta pelo ligamento arterioso. Ela segue posterior e lateralmente e envolve o brônquio do lobo superior esquerdo, tornando-se lateral ao brônquio do lobo inferior esquerdo. A artéria pulmonar esquerda é mais curta do que a direita, mas porque a maior parte do seu comprimento está fora do pericárdio. O primeiro ramo da artéria pulmonar esquerda é um tronco anterior que se origina da superfície superior e lateral do vaso cerca de 1,5 cm distal ao ligamento arterioso ***(Ellis et al., 2004).***

Uma variação comum na anatomia da artéria pulmonar esquerda é que este primeiro ramo anterior supre a língula, em vez dos ramos de suprimento para os segmentos apicais posterior e anterior. Um ou dois ramos se dividem posteriormente na fissura interlobar além desta. Dois terços da população terão um único ramo posterior que se origina do aspeto posterior e lateral da porção interlobar da artéria para suprir o segmento superior do lobo inferior esquerdo. O outro terço da população terá dois ramos para o segmento superior do lobo inferior. Além desses ramos para o segmento superior do lobo inferior, a artéria termina em ramos para os segmentos do lobo inferior ***(Ellis et al., 2004).***

Capítulo 4
Ferramentas de Embolização

Agentes embólicos

A decisão fundamental na realização de qualquer procedimento de embolização é a escolha do agente. Com base nas suas propriedades físicas e químicas, os agentes embólicos podem induzir a oclusão mecânica dos vasos; provocar a formação de trombos por reacções inflamatórias ou destruir o endotélio, levando à trombose ***(Golzarian et al., 2006)***.

A - Agentes particulados

Partículas de álcool 1-polivinílico

O álcool polivinílico (PVA), que os intervencionistas conhecem como o agente embólico particulado mais utilizado, é também bem conhecido pela sua utilização numa variedade de produtos domésticos e industriais. Em particular, tem sido historicamente utilizado em materiais de embalagem, adesivos resistentes à água, cosméticos e esponjas de uso doméstico. Em 1949, Grindlay e Claggett estabeleceram a biocompatibilidade do PVA, utilizando-o como material de enchimento após uma pneumonectomia. Desde então, tem sido utilizado como substituto da pele em doentes queimados, como suporte em doentes com prolapso rectal e para o encerramento de uma variedade de defeitos cardíacos congénitos ***(Golzarian et al., 2006)***.

A primeira utilização do PVA como agente embólico em doentes com carcinoma cervical, hemangiossarcoma do fígado, hemangioendotelioma do pescoço e da testa e uma malformação arteriovenosa da coluna vertebral. Desde então, o PVA tem sido utilizado com êxito para embolizar vasos em doentes com uma variedade de doenças, incluindo malformações arteriovenosas e tumores da cabeça e do pescoço, hemorragia gastrointestinal baixa, metástases ósseas de carcinoma de células renais, hemoptise causada por fibrose quística, priapismo e hemorragia causada por neoplasias pélvicas e malformações arteriovenosas ***(Ravina et al., 2003)***.

Uma vantagem potencial dos agentes particulados em geral é a possibilidade de ocluir um vaso alvo num ponto desejado ao longo do percurso desse vaso (proximal ou distal), selecionando um tamanho de partícula que corresponda a esse diâmetro. Geralmente, a utilização de partículas pequenas resulta numa oclusão mais distal e as partículas maiores resultam numa embolização mais proximal. No entanto, isto é menos fiável com partículas de PVA de forma irregular do que com os agentes embólicos esféricos mais recentes. A tendência do PVA de forma irregular para se aglomerar devido à carga eletrostática da superfície torna frequentemente o tamanho efetivo deste agente maior do que o das partículas individuais, o que pode levar a uma embolização mais proximal do que o pretendido. A diluição e a infusão lenta de partículas durante os procedimentos de embolização podem ser factores técnicos que podem reduzir a tendência para a agregação de partículas, o que pode subsequentemente levar a uma embolização mais distal ***(Golzarian et al., 2006)***.

Embora o PVA esteja disponível em tamanhos entre 50 e 2000 μm, as gamas de tamanho típicas utilizadas clinicamente são 300 a 500 μm ou 500 a 700 μm. As partículas mais pequenas têm um risco significativo de enfarte dos tecidos devido ao seu nível distal de oclusão. As partículas maiores podem ocluir o cateter de administração porque o PVA, sendo hidrofóbico, tem tendência a flocular. As partículas são misturadas numa solução salina de contraste 1:1 e são suspensas através de uma torneira de três vias. Se as partículas de PVA estiverem a flutuar, pode ser adicionado mais soro fisiológico para obter uma suspensão homogénea; inversamente, se as partículas estiverem a afundar, pode ser adicionado mais contraste. Para evitar o bloqueio do cateter e para obter êmbolos uniformemente distribuídos, o material deve ser ressuspenso imediatamente antes da injeção. A distribuição não uniforme pode levar à agregação de partículas, o que, por sua vez, resulta numa oclusão mais proximal do que o pretendido. Esta agregação geralmente resolve-se com o tempo (normalmente vários minutos), pelo que a embolização ao nível de oclusão pretendido pode ser continuada ***(Binkert, 2002).***

Vários estudos descreveram os efeitos histológicos das partículas de PVA em vasos sanguíneos embolizados. Inicialmente, as partículas de PVA não ocupam todo o lúmen do vaso embolizado. Em vez disso, elas tendem a aderir à parede do vaso, talvez devido à configuração irregular das partículas, levando a um fluxo lento no vaso. O fluxo lento conduz, em última análise, a reacções inflamatórias e de corpo estranho, que resultam na agregação de plaquetas e na formação de trombos na rede intraluminal das partículas de PVA. Estas alterações inflamatórias podem durar até 28 meses após a embolização. Estas alterações podem resultar em trombose e angionecrose focal da parede do vaso. A angionecrose tende a localizar-se nos pontos onde as partículas contactam diretamente com a parede do vaso e pode potencialmente levar ao extravasamento perivascular das partículas. No entanto, este facto não tem sido observado de forma consistente ***(Golzarian et al., 2006)***.

Agentes embólicos 2-Esféricos

O recente interesse em procedimentos de embolização levou ao desenvolvimento de uma nova classe de agente particulado, o agente embólico esférico. O movimento em direção a uma configuração esférica tem a sua base, em grande parte, nas desvantagens anteriormente mencionadas das partículas de PVA de forma irregular como agente embólico. A variabilidade de tamanho nas preparações de partículas e a tendência para as partículas de PVA se agregarem, levando potencialmente a uma embolização mais proximal do que o pretendido, Histologicamente, estas esferas provocam uma reação moderada de células gigantes e de células inflamatórias polimorfonucleares ***(Golzarian et al., 2006)***.

Microesferas de gelatina Trisacryl

As microesferas de gelatina Tris-acryl (Embosphere) são partículas hidrofílicas e não reabsorvíveis disponíveis nas seguintes gamas de tamanhos 40-120, 100-300, 500-700 e 700-900 mm. Devido à sua natureza hidrofílica, as partículas são facilmente suspensas em soro fisiológico e contraste iodado e não se agregam. As suas caraterísticas maleáveis permitem a administração através de microcateteres mais pequenos do que o tamanho calibrado da partícula. Estes agentes são ideais para situações em que é necessário um controlo preciso sobre o tamanho exato do diâmetro vascular embolizado, reduzindo assim a extensão dos danos nos tecidos não visados ***(Avritscher e Wallace, 2012)***.

Finalmente, demonstraram não ter tendência para formar agregados, o que teoricamente minimizaria a hipótese de uma oclusão embólica ser mais proximal do que o pretendido. Foi sugerido que a interação hidrofílica destas esferas com fluidos e uma carga superficial positiva contribuem para a reduzida formação de agregados de partículas. Na sua forma original, estas esferas são transparentes, o que as torna algo difíceis de ver durante o processo de preparação para nós. Estão também disponíveis microesferas de gelatina trisacril coradas com ouro elementar (EmboGold) para facilitar a visualização das esferas durante a preparação ***(Andrews e Binkert, 2003)***.

Microesferas de álcool polivinílico

Recentemente, foram lançadas e aprovadas microesferas constituídas por álcool polivinílico para utilização no tratamento de tumores hipervasculares. Histologicamente, as microesferas à base de PVA estão associadas a uma resposta inflamatória mais ligeira do que as partículas de PVA e as microesferas de gelatina trisacrílica. A resposta celular aguda à embolização com microesferas de PVA consiste exclusivamente em neutrófilos. Aos 7 e 28 dias após a embolização, a resposta inflamatória consiste em macrófagos e linfócitos ocasionais, o que é diferente dos macrófagos e células gigantes observados após a embolização com partículas de PVA. Laurent et al. também demonstraram que as partículas Contour SE são altamente compressíveis. Esta compressibilidade está associada a uma alteração da forma esférica das partículas, que se tornam mais ovais. As falhas podem ser explicadas pela maior compressibilidade das partículas e pela oclusão proximal precoce, resultando numa embolização insuficiente ***(Laurent et al., 2005).***

As microesferas esféricas de PVA (Contour SE) surgiram recentemente para resolver a limitação descrita para o PVA não esférico. Estão disponíveis nas seguintes gamas de tamanhos: 100-300, 500-700, 700-900 e 900-1.200 mm. O PVA esférico oferece uma partícula de tamanho mais consistente e produz um nível mais preciso e previsível de penetração nos vasos aquando da administração, devido à redução da agregação e aglomeração em comparação com o PVA não esférico ***(Avritscher e Wallace, 2012).***

3-Gelfoam

A esponja de gelatina (Gelfoam) é um produto branco, insolúvel em água, preparado a partir de gelatina purificada de pele de porco. A aplicação mais comum da esponja de gelatina é a oclusão temporária de vasos hemorrágicos. A esponja de gelatina parece promover a coagulação através de efeitos físicos, apoiando o desenvolvimento de trombos. A oclusão vascular com esponja de gelatina provoca uma arterite necrosante aguda seguida de uma reação de corpo estranho. Este processo inflamatório acaba por levar à decomposição da esponja de gelatina no espaço de 1 a 3 semanas após a embolização, com subsequente recanalização vascular. No entanto, foram descritos vários casos de oclusão permanente após a embolização com esponja de gelatina. A gelatina-esponja é habitualmente utilizada para o tratamento de tumores hepáticos, geralmente combinada com fármacos de quimioterapia; embolização pré-operatória de carcinoma de células renais e metástases ósseas hipervasculares; bem como no tratamento paliativo de hemorragias de vários locais ***(Avritscher e Wallace, 2012).***

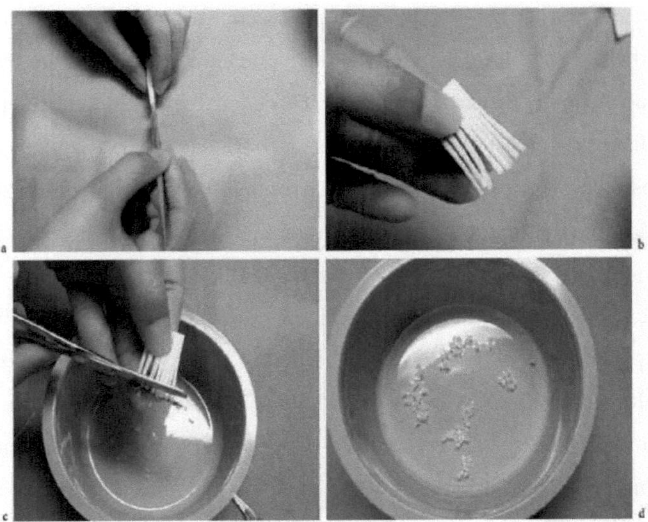

Fig (6): Gelfoam. a) Cortar primeiro o pedaço de Gelfoam longitudinalmente com uma lâmina. b) O pedaço é depois cortado verticalmente com uma tesoura. c) Cada fragmento é depois cortado em pequenos cubos. d) As partículas são embebidas em contraste e estão prontas a ser utilizadas ***(Golzarian et al., 2006)***.

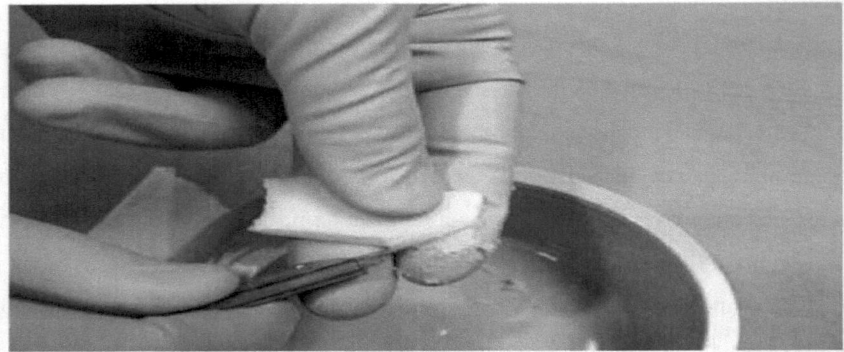

Fig (7): Pasta de Gelfoam. O pedaço de Gelfoam é raspado com a lâmina num ângulo de 45°. A pasta é misturada com o contraste. Após várias aspirações para trás e para a frente, obtém-se uma solução gelatinosa ***(Golzarian et al., 2006)***.

A administração transcateter de gelfoam pode ser realizada em duas preparações básicas que alteram drasticamente o nível de oclusão e o desfecho angiográfico desejado. Pode ser administrado como uma solução uniforme, misturando gelatina em pó (~50 mm) com contraste que pode ser administrado de forma semelhante a outros agentes particulados que produzem oclusão distal de pequenas artérias. Um método alternativo de preparação inclui o corte das folhas de esponja de gelatina em pequenas tiras (torpedos) ou cubos (2-6 mm) que podem ser depositados através de um cateter para obter uma oclusão mais proximal em comparação com a forma de pó. As peças podem ser suficientemente pequenas para serem injectadas através de microcateteres de maior dimensão para ocluir pequenas artérias, mas são mais frequentemente administradas através de cateteres de 4 e 5 Fr para ocluir artérias de média dimensão ***(Avritscher e Wallace, 2012).***

O Gelfoam é económico e o seu tamanho pode ser controlado. No entanto, a recanalização pode ocorrer mais rapidamente do que o PVA, porque o gelfoam é absorvido espontaneamente. O PVA é um material permanente e pode ocluir um vaso ao nível das pequenas arteríolas, mas resulta num fluxo colateral ***(Hahn et al., 2010).***

Num estudo, foi comparada a relação entre os resultados clínicos e os agentes embólicos, especialmente o PVA e o gelfoam. E constatou que não houve diferença significativa nos resultados encontrados entre o gelfoam e dois grupos de PVA imediatamente após o procedimento e após um mês. No entanto, o PVA apresentou melhores resultados do que o gelfoam após 12 meses, independentemente do tamanho das partículas. Não foi encontrada diferença entre os grupos imediatamente após a embolização, o que significa que não houve diferença na taxa de falha técnica. No entanto, foi encontrada uma diferença significativa após 12 meses; o PVA teve um melhor resultado do que o gelfoam num cenário de progressão mínima das doenças subjacentes ***(Hahn et al., 2010).***

Devido à boa capacidade de absorção das partículas de gelfoam, os vasos previamente embolizados podem recanalizar mais cedo do que no caso da embolização com PVA. Por conseguinte, o risco de ressangramento pode aumentar com o tempo. Além disso, o tamanho maior das partículas de gelfoam em comparação com o PVA não consegue ocluir a hemorragia ao nível das pequenas arteríolas ***(Hahn et al., 2010).***

4-Outros agentes reabsorvíveis

Oxycel

O Oxycel é composto por celulose regenerada oxidada absorvível fibrilar. É mais frequentemente utilizado como agente hemostático local em procedimentos cirúrgicos abertos, actuando como uma matriz para a coagulação normal do sangue. Absorve até dez vezes o seu peso em sangue. O Oxycel está disponível em várias formas e preparações: pensos, tiras, algodão e pó. Apesar de ter sido utilizado principalmente como agente hemostático local em cirurgia aberta para controlar a exsudação de tecidos crus, o Oxycel já não é utilizado raramente, uma vez que não tem qualquer vantagem clara sobre o Gelfoam e a sua natureza peluda torna-o mais difícil de manusear ***(Binkert, 2002)***

Tal como no caso do Gelfoam, os principais segmentos de oclusão foram recanalizados ao fim de 4 meses e não restou qualquer vestígio de Oxycel, nem reação dos tecidos a qualquer um dos materiais. O Oxycel é altamente eficaz em aplicações em que se pretende uma oclusão temporária, como em traumatismos e na redução vascular pré-operatória. Dependendo da aplicação e do efeito pretendido, o Oxycel pode ser administrado sob a forma de pasta suspensa numa mistura radiopaca ou em sangue autólogo através de um cateter angiográfico, ou pode ser injetado na sua forma em pó através de um microcateter ***(Leung et al., 2005).***

Avitene

O agente é composto por uma preparação de colagénio microfibrilar fornecida sob a forma de um pó. O Avitene é injetado sob a forma de uma pasta espessa e a sua eficácia em provocar a agregação e ativação plaquetárias leva a uma hemostase rápida. Deve ser utilizado com grande cuidado devido ao seu potencial para causar arterite granulomatosa grave e enfarte extenso dos tecidos secundário à oclusão distal ***(Binkert, 2002).***

B - Agentes líquidos

Os esclerosantes destroem permanentemente o endotélio vascular através de diferentes mecanismos, consoante o tipo de agentes: químicos (iodo ou álcool); efeito osmótico (salicilatos ou solução salina hipertónica). Se forem injectados na artéria, podem passar o nível capilar permitindo a embolização distal.

A sua utilização é, portanto, muito mais difícil. São sobretudo utilizadas na ablação de órgãos, como tumores, veias ou malformações arteriovenosas (MAV) ***(Burrows e Mason, 2004).***

1- Etanol ou álcool absoluto

O etanol absoluto (desidratado) é um agente embólico esclerosante líquido que actua provocando a desnaturação imediata das proteínas do sangue e a formação de coágulos, danificando simultaneamente as células endoteliais e expondo o tecido subendotelial. O etanol não é radiopaco e é altamente difusível, criando assim um risco substancial de embolização não direcionada. Estes riscos podem ser atenuados através da mistura de etanol com óleo iodado para uma melhor visualização angiográfica ou através da administração do agente embólico utilizando cateteres de oclusão por balão, para controlar o influxo. A eficácia e a profundidade da penetração nos tecidos estão relacionadas com a concentração do etanol, o volume infundido e o tempo de contacto com o leito vascular. A lesão do tecido subendotelial e dos tecidos vizinhos aumenta com a velocidade da injeção. Infusões de etanol mais lentas do que 5 ml/min causam embolização extensa devido ao contacto prolongado com a parede do vaso, com danos perivasculares mínimos associados. A dose máxima tolerada de etanol absoluto intravascular (pelo menos 95%) é de 1 ml/kg. As doses habituais variam entre 0,5 e 1 ml/kg. Além disso, o risco de toxicidade sistémica aumenta com volumes superiores a 60 ml ***(Konya et al., 2004).***

As complicações podem atingir 15% dos doentes tratados com álcool absoluto (intervalo: 7,5%-23%). Foram registadas complicações graves, como paragem cardíaca e embolia pulmonar. O mecanismo permanece desconhecido e pode incluir vasoespasmo pulmonar, embolia pulmonar e cardiotoxicidade direta. Os pacientes devem ser monitorizados de perto e alguns profissionais defendem a utilização de monitorização contínua da pressão da artéria pulmonar durante os procedimentos com etanol. A maioria das complicações é autolimitada ou pode ser tratada com sucesso com enxerto de pele; no caso de necrose da pele, no entanto, as complicações neurológicas podem ser permanentes. Os níveis sanguíneos de etanol correlacionam-se diretamente com a quantidade de etanol injetado, independentemente do tipo de malformação. A anestesia geral deve ser usada em crianças quando se utiliza álcool devido aos seus possíveis efeitos locais e sistémicos ***(Drolet et al., 2001).***

2- Cianoacrilato

Os adesivos ou colas para tecidos são materiais embólicos rápidos e eficazes, não reabsorvíveis e não radiopacos. O cianoacrilato provoca uma reação inflamatória aguda na parede do vaso sanguíneo e nos tecidos circundantes, progredindo para uma reação granulomatosa com células gigantes e fibrose ***(Pollack e White, 2001)***.

3- Ethibloc

O Ethibloc provoca trombose, necrose e uma reação fibrótica com uma reação inflamatória de células gigantes que pode produzir dor e febre, não tendo sido registadas complicações significativas. O Ethibloc parece ser mais seguro do que o álcool devido à sua menor taxa de complicações. Além disso, é muito menos doloroso do que o álcool durante a injeção e não requer anestesia geral ***(Golzarian et al., 2006).***

4- Ônix

O Onyx é um agente embólico líquido biocompatível. Infelizmente, é bastante dispendioso. Este agente é utilizado principalmente para aneurismas intracranianos ***(Numan et al., 2004)***.

5- Esclerosantes de tipo detergente

O oleato de etanolamina é uma mistura de 5% de oleato de etanolamina (mistura sintética de etanolamina e ácido oleico) e óleo iodado (Lipiodol) (proporção 5:1-5:2) tem sido utilizado como agente esclerosante porque tem excelentes propriedades trombóticas. O ácido oleico é responsável pela resposta inflamatória ***(Konez et al., 2002).***

As complicações incluem choque anafilático, trismo temporário, derrame pleural, pneumonia e reacções hemolíticas. Aproximadamente 50% do ácido oleico combina-se com as proteínas séricas em 30 minutos, o que pode causar toxicidade renal em associação com uma hemólise intravascular marcada, hemoglobinúria e hepatotoxicidade ***(Choi et al., 2002).***

C- Bobinas e Embolização Metálica

As dimensões das bobinas metálicas variam entre 0,018 pol. (microbobinas) e as dimensões padrão de 0,035-0,038 pol. Estes dispositivos são tipicamente utilizados para a embolização de vasos proximais que variam entre 1-2 e 12-15 mm. fabricadas em aço inoxidável ou platina e podem ter fibras de Dacron colocadas perpendicularmente ao eixo longo da bobina para aumentar a área de superfície e, assim, aumentar a velocidade e a permanência da trombose. Na prática, a maioria das bobinas utilizadas em microcateteres são de platina e as utilizadas em cateteres de 4 a 5 F são de aço inoxidável. Deve-se notar que todas as bobinas são dispositivos permanentes e devem ser utilizadas quando a oclusão desejada é permanente. As bobinas não devem ser utilizadas em combinação com a embolização de partículas para o tratamento de tumores, uma vez que irão ocluir o acesso para tratamento posterior. Por outro lado, as bobinas podem ser utilizadas com a embolização com Gelfoam no tratamento de hemorragias pélvicas, permitindo que a hemorragia seja interrompida de forma rápida e permanente ***(Golzarian et al., 2006)***.

A colocação precisa do cateter ou microcateter é essencial para a realização da embolização com bobina. Primeiro, é realizado um arteriograma de dimensionamento para garantir que a bobina seja dimensionada adequadamente. A bobina deve ser cerca de 15% a 20% maior do que o vaso fotografado para evitar a migração distal do dispositivo. Um dispositivo relativamente novo, a aranha Amplatz, tem sido utilizado para formar a estrutura que permitirá a colocação de bobinas um pouco mais pequenas em grandes estruturas vasculares para as ocluir ***(Golzarian et al., 2006)***.

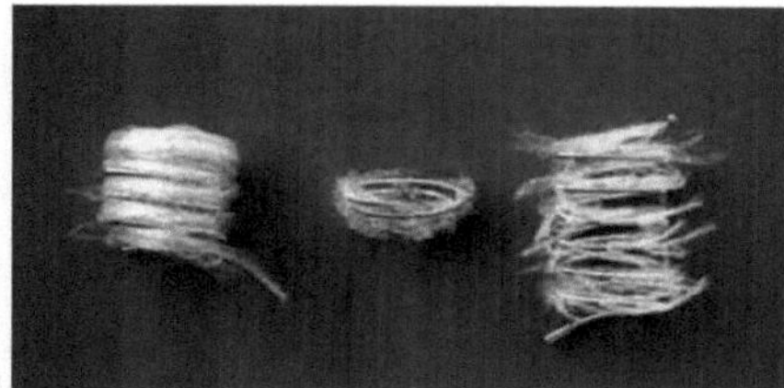

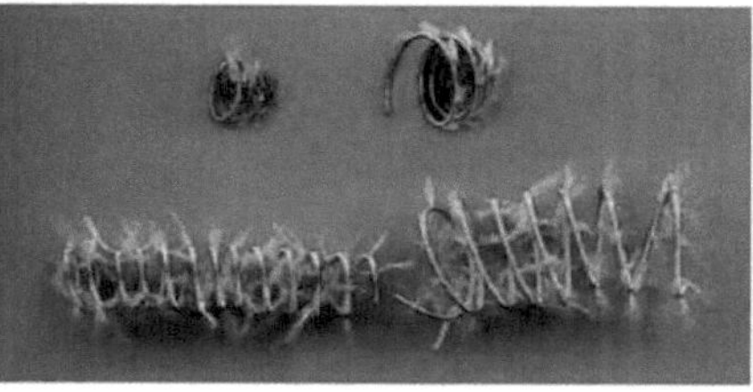

Fig (8): a) Bobinas de aço inoxidável, Tornado e Nester com 0,035 de força radial elevada. A bobina de aço inoxidável (esquerda). A bobina Tornado é uma bobina mais curta de platina macia. As bobinas comparáveis incluem: Trufill, Diamond e Vortex. A bobina de Nester (à direita) é uma bobina longa, macia, com fibras de platina, com diâmetros variáveis, que se comprime até 1 cm de comprimento quando colocada num vaso sanguíneo. b) Em cima, são apresentadas bobinas Micro-Tornado de 0,018 pol. de 4 e 8 mm. Em baixo, são apresentados Micronesters de 0,018 pol. de 4 e 8 mm de diâmetro. O Micronester é uma bobina de maior comprimento que é facilmente embalada numa massa oclusiva de 1 cm de comprimento. Muitas vezes, são utilizadas as duas bobinas. Após a oclusão de um vaso sanguíneo de 1 cm de comprimento com Micronesters, podem ser adicionados um ou dois Micro-Tornados se houver um pequeno comprimento residual de vaso sanguíneo que necessite de oclusão ***(White e Pollak, 2006)***.

O dimensionamento adequado é importante para garantir a oclusão do vaso no local pretendido. Uma bobina demasiado pequena será transportada distalmente pelo sangue que flui, enquanto uma bobina demasiado grande formará uma forma alongada e sinusoidal, em vez de um "ninho" apertado. Uma configuração alongada e aberta diminui a eficácia da formação de trombos. Além disso, uma bobina muito grande pode forçar o cateter de entrega para trás, até mesmo deslocando-o para fora do vaso alvo. No entanto, em situações em que a embolização distal deve ser absolutamente evitada, como em casos de MAVs pulmonares, a bobina inicial de "ancoragem" deve ser superdimensionada em vários milímetros deliberadamente ***(Binkert, 2002)***

Uma desvantagem da maioria das bobinas é o facto de não poderem ser recuperadas depois de serem extrudidas da ponta do cateter. A bobina recuperável mais utilizada é o sistema de bobina destacável de Gugliemi (GDC). A bobina é soldada ao fio do empurrador e pode ser colocada e retraída repetidamente até se conseguir um posicionamento ótimo. Quando a bobina está na posição desejada, o fio é ligado a um dispositivo de bateria que envia uma corrente ao longo do fio. A corrente derrete a ligação soldada entre a bobina e o fio e desprende a bobina sem qualquer força. Os GDC são utilizados principalmente para o tratamento de aneurismas intracranianos, mas também podem ser utilizados noutros locais onde seja necessária uma elevada precisão e capacidade de recuperação ***(Binkert, 2002).***

Aranha Amplatz

Este dispositivo consiste num objeto em forma de aranha auto-expansível de aço inoxidável que pode ser introduzido através de um cateter guia ou de uma bainha vascular. A aranha bloqueia o movimento das bobinas de aço e permite a rápida oclusão do vaso, minimizando o risco de embolização inadvertida não visada. Uma modificação permite que a aranha seja aparafusada a um fio-guia roscado antes de ser colocada no cateter, permitindo que seja recuperada e reposicionada para garantir uma colocação exacta. Em algumas aplicações difíceis, podem ser colocadas várias aranhas para fornecer uma matriz estável para fixar as bobinas subsequentes, por vezes em procedimentos faseados ***(Bates e Almehmi, 2004)***.

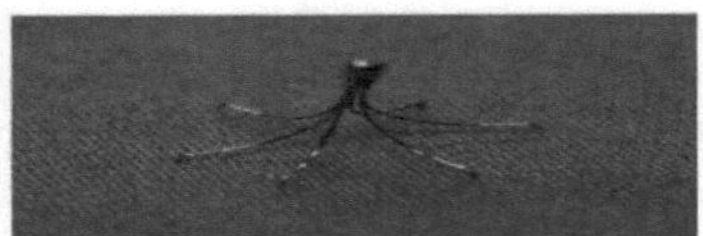

Fig (9): Dispositivo Spider Amplatz ***(Golzarian et al., 2006)***.

D - Balões

Os balões de oclusão não destacáveis são utilizados em conjunto com outra técnica ou dispositivo de embolização para reduzir a velocidade num estado de fluxo elevado. Uma malformação arteriovenosa pode ter uma taxa tão elevada de fluxo sanguíneo no seu interior que pode ser difícil obter imagens. Um balão de oclusão pode abrandar o fluxo ao ponto de reduzir o influxo de sangue não opacificado, melhorando a qualidade da imagem e tornando a embolização permanente mais fácil, mais precisa ou ambas. Estados de fluxo elevado também podem tornar o ato de embolização mais difícil e perigoso devido ao aumento do risco de migração do material embólico, causando embolização fora do alvo. Mais uma vez, um balão não destacável pode abrandar ou parar o fluxo ao ponto de permitir a colocação precisa de materiais embólicos com um risco reduzido de migração. E pode ser usado para reduzir o refluxo e, portanto, a embolização não-alvo de outros agentes embólicos ***(Chong et al., 2001)***.

E- Microcateteres

Os microcateteres são normalmente utilizados para facilitar a colocação, uma vez que são mais manobráveis e podem ser colocados muito mais distalmente do que o habitual cateter de diagnóstico de 4 ou 5 F. É necessário garantir que o cateter-guia possa utilizar pelo menos um fio-guia de 0,035 pol. para que o cateter possa ser colocado de forma fiável através dele ***(Golzarian et al., 2006)***.

Os microcateteres, tal como os cateteres de diagnóstico, estão disponíveis numa variedade de tamanhos, desde o furo maior (diâmetro exterior 3 F) ao tamanho padrão (2,7 F) e ao furo muito pequeno (2 F). Os dois furos maiores são amplamente utilizados quando é efectuada a embolização de partículas, uma vez que os cateteres não ficam facilmente obstruídos. O furo mais pequeno é mais frequentemente utilizado em aplicações neurointervencionistas com embolias de bobina ou líquidas. O microcateter tem de combinar flexibilidade e tractibilidade para permitir a cateterização distal dos vasos alvo. Existem muitos microcateteres dedicados à indicação periférica que combinam estas caraterísticas e resistência à torção, bem como aceitam uma elevada taxa de injeção de fluxo. Os microcateteres e os fios revolucionaram a radiologia de intervenção, permitindo a colocação de agentes embólicos em locais mais distais e com maior precisão, de modo a que os tecidos normais sejam poupados e o efeito terapêutico seja potenciado ***(Golzarian et al., 2006)***.

O calibre francês do cateter é a sua circunferência externa em milímetros (ou aproximadamente o diâmetro em milímetros multiplicado por três). Em geral, os cateteres de maior calibre têm maior rigidez, capacidade de empurrar e controlo do binário, enquanto os cateteres de menor calibre se deslocam sobre um fio-guia para uma anatomia mais toruosa. Um cateter de 4 Fr ou 5Fr é geralmente uma primeira escolha apropriada para cateterização selectiva de ramos de primeira e segunda ordem da aorta (***Chalmers, 2010).***

A utilização de um sistema de microcateteres está atualmente bem estabelecida. A incapacidade de obter uma canulação estável do vaso anómalo para embolização foi uma indicação comum para a abertura do conjunto de microcateteres. Este é frequentemente o caso em doentes idosos com doença aterosclerótica difusa da aorta. Em doentes com colaterais hipertrofiadas do sistema não brônquico, a descolagem anormal destes vasos torna por vezes impossível a canulação estável do óstio. Este é o caso frequente dos ramos anormais da artéria subclávia, como a artéria mamária interna e os ramos do tronco tireocervical. Nesses casos, o cateter 5 Fr fica apenas no óstio. A tentativa de embolização a partir desta posição resultaria no deslocamento do cateter para fora do óstio ou no refluxo de material embólico para a aorta e, portanto, para locais não-alvo. A proximidade da artéria vertebral com o tronco tireocervical é um ponto a favor do uso do microcateter ***(Yu-Tang Goh et al., 2002).***

Outra indicação para o microcateter é o facto de se dever tentar uma embolização distal, tanto quanto possível. Muitas vezes, isto só é possível com a ajuda de um sistema deste género. Para além disso, o risco de oclusão do vaso com o cateter de 5 Fr, quer por espasmo vascular quer por encravamento do cateter, é evitado com a utilização do microcateter ***(Yu-Tang Goh et al., 2002).***

Desvantagens dos microcateteres

Gama e tamanho reduzidos de agentes embólicos, As bobinas de embolização padrão são concebidas para cateteres com um lúmen de 0,035 pol. Os microcateteres requerem, por conseguinte, microbobinas; estas têm um volume inferior para um determinado comprimento e diâmetro da bobina e exercem menos força radial do que as bobinas convencionais. Alguns materiais embólicos particulados tendem a aglomerar-se, por exemplo, partículas de PVA (em oposição a microesferas) e esponja de gelatina. Isto pode bloquear o microcateter. Taxas de fluxo reduzidas do meio de contraste, os microcateteres podem atingir taxas de fluxo de apenas cerca de 3 ml/s, na melhor das hipóteses, utilizando uma bomba de injeção. A injeção manual de contraste requer uma pressão elevada, o que normalmente implica a utilização de uma seringa de 1 ml. Este facto limita a qualidade dos angiogramas de diagnóstico realizados através de um microcateter ***(Chalmers, 2010).***

Preparação do doente

Os procedimentos de radiologia de intervenção (IR) são procedimentos cirúrgicos minimamente invasivos que provocam menos dor e morbilidade e mortalidade relacionadas com o procedimento do que a cirurgia aberta convencional. A maior parte dos procedimentos de IR requerem menos de 24 horas de hospitalização e são considerados principalmente como procedimentos ambulatórios. Não apresentam riscos cardiovasculares significativos e não produzem as alterações circulatórias e metabólicas causadas pelos procedimentos cirúrgicos abertos, particularmente os das artérias principais. Como os procedimentos de IR raramente são realizados sob anestesia geral, evitam o impacto anestésico sobre a função respiratória, cardíaca e hepatorenal ***(Becker, 2001)***.

A administração intramuscular de sedativos ou analgésicos narcóticos no andar do doente antes da transferência para o laboratório de intervenção deve ser desencorajada porque não é provável que o doente seja monitorizado adequadamente (são apresentadas excepções em "Preparação para alergias"). Em vez disso, é preferível que o doente seja ligado a dispositivos de monitorização no laboratório de angiografia antes de ser administrada a sedação e depois de registados os sinais vitais de base. O comportamento reconfortante do médico, da equipa técnica e da equipa de enfermagem durante esta preparação ajudará muito a aliviar a ansiedade do doente ***(Benotch et al., 2000)***.

Embora os agentes de contraste iodados isosmolares não iónicos, e particularmente os não iónicos, tenham reduzido a NIC, os doentes submetidos a procedimentos com contraste vascular não devem ser desidratados, e a ingestão oral de líquidos claros é geralmente permitida até 2-3 horas após o procedimento de IV. Não são tomados diuréticos, que na maioria dos casos são prescritos para controlo da hipertensão. Os doentes diabéticos e os doentes com função renal limítrofe que apresentem níveis de creatinina superiores a 1,5 mg/dL são preparados com hidratação intravenosa de solução salina normal (SSN) durante 12 horas antes e depois do procedimento. A N-acetilcisteína pode ser benéfica. O regime recomendado mais recentemente consiste na infusão de solução de bicarbonato de sódio a uma taxa de 3 ml/kg por hora durante 1 hora antes e durante 6 horas após a administração do contraste. A diurese induzida pós-procedimento não é mais recomendada. A única ressalva em relação à hidratação é para pacientes com função cardíaca limitada. Nestes casos, aconselha-se uma consulta de cardiologia ***(Bader et al., 2004)***.

Na população em geral, a incidência de alergia ao contraste é relativamente baixa (0,01-0,5%). Os doentes devem ser adequadamente rastreados quanto à exposição prévia a contraste de raios X e qualquer história de reação alérgica deve ser verificada antes de serem submetidos a técnicas angiográficas. As reacções alérgicas são classificadas como ligeiras (urticária/erupção cutânea), moderadas (urticária, broncospasmo) ou graves (reação anafilactóide com colapso hemodinâmico). Embora as reacções anafilactóides sejam raras, em doentes com antecedentes de reação ao contraste, o risco de reacções anafilactóides repetidas aumenta (***Gumina e Holmes, 2007)***.

Uma vez estabelecido o acesso intravenoso, é adequado iniciar a sedação intravenosa antes de se efetuar a preparação adicional do doente. Com o consentimento do radiologista, o enfermeiro pode administrar uma dose padrão de um sedativo. A dose inicial deve ter em conta a altura e o peso do doente, a idade (a idade avançada reduz a tolerância à medicação), o estado respiratório, o estado cardíaco (arritmias, incluindo bradicardia induzida pela medicação e débito cardíaco limitado), a tensão arterial, o nível de consciência, a tolerância aos narcóticos (os doentes que tomam medicamentos narcóticos crónicos ou que têm dependência de drogas atual ou anterior podem necessitar de doses invulgarmente elevadas) e a função hepática (metabolismo reduzido das benzodiazepinas e dos narcóticos em doentes com função hepática diminuída). Após a sedação inicial, o paciente é preparado e coberto para o procedimento, e o radiologista administra anestesia local por infiltração cutânea ***(Martin e Lennox, 2003)***.

Na maioria dos casos, a sedação é efectuada com benzodiazepinas por via intravenosa. Este grupo de fármacos tem um efeito ansiolítico, hipnótico e amnésico relacionado com a dose, mas não tem efeito analgésico. O fármaco preferido tem um início de ação rápido e uma semi-vida biológica relativamente curta, com efeitos secundários cardiorrespiratórios mínimos ou modestos em doses eficazes. Por este motivo, o midazolam tornou-se o fármaco de eleição na maioria dos consultórios de IR. A monitorização pós-procedimento é, por conseguinte, importante até que o nível de consciência do doente regresse ao estado basal. Para além da monitorização dos sinais vitais do doente, o enfermeiro estabelece contacto verbal com o doente pelo menos de 10 em 10 minutos ***(Martin e Lennox, 2003)***.

Para além da sedação e analgesia intravenosas, é administrada anestesia local no local previsto para a entrada da agulha e do cateter. Para procedimentos vasculares, é desejável colocar anestesia em ambos os lados do vaso de entrada para reduzir o vasoespasmo. Frequentemente, os doentes sentem uma sensação inicial de ardor quando o anestésico local é infiltrado na pele ***(Haslam et al., 2000)***.

Diabetes

O controlo periprocedimento dos doentes diabéticos deve incluir o ajuste da dose de insulina para metade da dose normal administrada na manhã do procedimento para evitar episódios de hipoglicemia no doente em jejum. Embora nenhum estudo tenha demonstrado que o controlo glicémico rigoroso afecte os resultados imediatos do procedimento, o uso de metformina, uma terapêutica comum para a diabetes, não causa, por si só, disfunção renal, mas pode levar a uma acidose láctica fatal. Por conseguinte, deve ser descontinuada no momento ou antes do procedimento angiográfico e suspensa durante pelo menos 48 horas após o procedimento, e apenas reiniciada após uma nova verificação da creatinina sérica que se encontre no nível basal. Os diabéticos com função renal comprometida correm um risco acrescido de nefropatia de contraste ***(Flaherty e Davidson, 2005)***.

Insuficiência renal

Os doentes com função renal comprometida correm um risco acrescido de nefropatia induzida pelo contraste (NIC). A incidência de NIC, definida como um aumento na creatinina sérica pós-procedimento de >0,5 mg/dL, varia de ~2% a 40% em pacientes de baixo a alto risco. Vários escores de risco foram desenvolvidos para prever o risco relativo de desenvolvimento de NIC. São comuns a essas análises a insuficiência cardíaca congestiva, a idade, a função renal (creatinina >1,5 g/dL ou clearance de creatinina <60 mL/min), o diabetes e o volume de contraste. O desenvolvimento de NIC não só resulta em aumento da morbidade, mas também em aumento da mortalidade intra-hospitalar nos pacientes que necessitam de diálise. Os pacientes com disfunção renal pré-existente, especialmente os diabéticos, correm maior risco de desenvolver NIC ***(Mehran et al., 2004).***

As terapias que têm sido avaliadas para prevenir a NIC incluem hidratação adequada antes do procedimento, baixo contraste iónico, hidratação com bicarbonato de sódio e N-acetilcisteína. No entanto, a terapia diurética teve sucesso limitado. A utilização de contraste iso-osmolar parece causar menos disfunção renal do que o contraste osmolar elevado em doentes de alto risco. Os medicamentos nefrotóxicos, como certos antibióticos, anti-inflamatórios não esteróides e ciclosporina, devem ser suspensos durante 24-48 horas antes do procedimento e durante 48 horas depois, sempre que possível. Recomenda-se a hidratação intravenosa com solução salina a 0,9% ou 0,45% durante 12-18 horas antes da administração do contraste nos doentes com insuficiência renal. Foi desenvolvida e validada externamente uma fórmula para calcular a dose máxima de contraste radiográfico *(*MRCD = 5 ml x peso corporal (kg)/creatinina sérica (mg/dL)) ***(Aspelin et al., 2003).***

Doença vascular periférica

Vários estudos demonstram que os pacientes com doença vascular periférica documentada correm maior risco de complicações periprocedimento e mortalidade. A presença de doença vascular periférica também pode influenciar a escolha dos locais de acesso vascular e a incidência de complicações vasculares. A escolha do acesso vascular e os cuidados com o local durante e após o procedimento são fundamentais. As opções de acesso vascular incluem a artéria femoral, a artéria radial e a artéria braquial. Os factores associados às complicações vasculares incluem o uso de varfarina, trombolíticos ou inibidores de plaquetas, doença vascular periférica coexistente, sexo feminino, obesidade, uso prolongado de heparina pós-procedimento, remoção tardia da bainha e idade avançada. A descontinuação da heparina imediatamente após o procedimento não compromete os resultados do procedimento e permite a remoção mais precoce da bainha, a diminuição da hemorragia e a redução das complicações vasculares. Vários relatórios demonstraram que, em casos não complicados, a administração de protamina para reverter a anticoagulação mediada por heparina não fraccionada não representa um risco acrescido de encerramento do vaso alvo e pode diminuir a incidência de complicações hemorrágicas ***(Piper et al., 2003).***

Capítulo 5
Técnica de embolização da artéria brônquica

Indicações

O BAE está indicado quando há falha do tratamento conservador ou broncoscópico no controlo da hemorragia, hemoptise maciça e hemoptise recorrente. Outra indicação para esta terapêutica é o doente que não está apto para a cirurgia devido a um mau estado geral, presença de doença pulmonar crónica extensa grave ou doença pulmonar bilateral com comprometimento significativo da função pulmonar, preparação pré-operatória do doente para minimizar a hemorragia antes da cirurgia, hemorragia recorrente após a cirurgia. Ou doente que recusou a cirurgia ***(Sirajuddin e Lucien, 2008).***

Contra-indicações

Ocasionalmente, uma artéria vertebral partilha uma origem comum com a artéria brônquica direita, considerando esta configuração uma contraindicação absoluta para a embolização devido ao risco de paralisia. Outras contra-indicações relativas para a angiografia em geral incluem a coagulopatia não corrigível, a insuficiência renal, a insuficiência cardíaca não compensada, a gravidez e a alergia grave ao contraste ***(Sidhu et al., 2008)***.

Procedimento

Sob unidade angiográfica de subtração digital de alta resolução, o acesso vascular foi obtido através de punção percutânea com agulhas de calibre 19 e cateterização da artéria femoral com a técnica de seldinger modificada, sob anestesia local com 10 ml de cloridrato de lidocaína a 2% (xilocaína) (***Amer et al., 2003).***

O cateter de descarga é avançado para a parte superior da aorta torácica descendente. É realizada uma angiografia de diagnóstico numa projeção AP. O aortograma de descarga é utilizado para identificar qualquer artéria brônquica patológica. A velocidade de injeção não é inferior a 25 ml/s e tem uma duração mínima de 2s. O cateter de flush é então trocado por um cateter de diagnóstico seletivo, que deve ter um comprimento mínimo de 100 cm, um lúmen de 0,038 in e não deve ter orifícios laterais. Este último é de extrema importância, uma vez que, em alguns casos, o cateter seletivo não pode ser avançado no vaso alvo para além de um ponto em que os orifícios laterais ainda se encontram ao nível da aorta (uma posição que levaria ao derrame inadvertido de agentes embólicos na aorta). Os cateteres selectivos mais utilizados são os cateteres cobra-curvados ou os cateteres do tipo Simmons. O cateter Simmons pode ser utilizado com a ponta do cateter a apontar cranialmente na aorta torácica descendente (ou seja, sem reformar a sua forma no arco aórtico) ou da forma clássica (após reformulação no arco). Na primeira configuração, podem ser canuladas as artérias brônquicas que têm uma origem com um ângulo agudo orientado para cima em relação à aorta. Dada a grande variedade de anatomia, deve estar disponível uma gama de cateteres de diagnóstico ***(Phillips e Ruttley, 2000).***

Antes da embolização, é realizado um aortograma torácico descendente preliminar para demonstrar a anatomia da artéria brônquica e identificar outros vasos colaterais sistémicos. A maioria das artérias brônquicas anormais e hipertrofiadas é visualizada neste aortograma inicial ***(Yoon et al., 2002).***

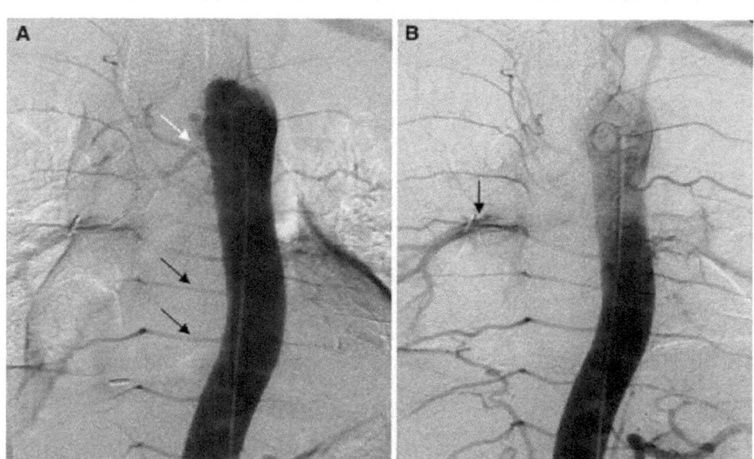

Fig (10): Aortografia torácica preliminar. Um aortograma torácico descendente demonstra uma artéria brônquica direita hipertrofiada (seta branca). As artérias intercostais normais estão assinaladas com setas pretas. B Aortografia torácica descendente no mesmo paciente numa fase posterior, demonstrando shunt anormal para a artéria pulmonar (seta) ***(Chun et al., 2010).***

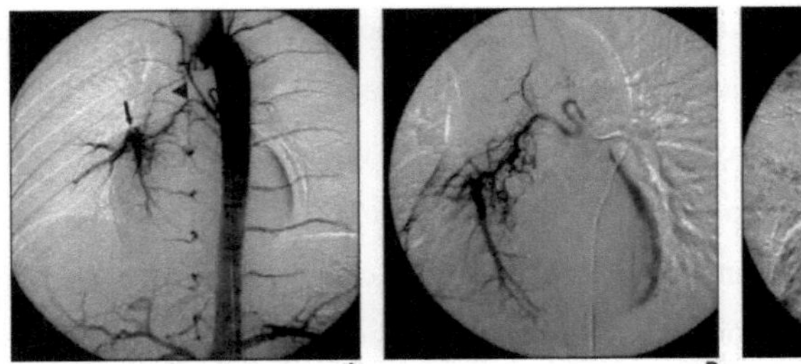
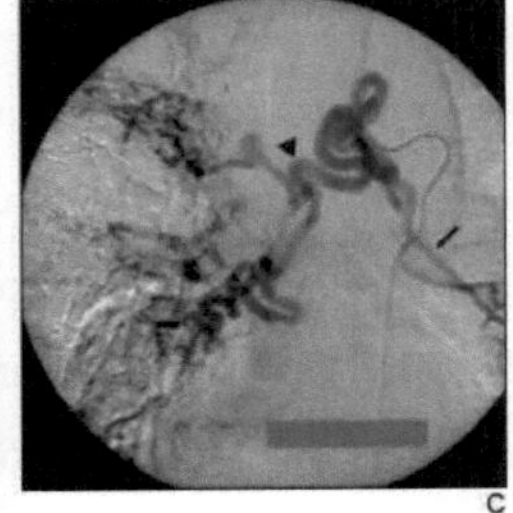

Fig (11): Anomalias vasculares observadas em arteriogramas brônquicos de pacientes com hemoptise (todas as imagens foram obtidas antes da embolização). A, homem de 21 anos com bronquiectasia tuberculosa. Aortograma torácico descendente mostra shunt da artéria brônquica (cabeça de seta) para a artéria pulmonar (seta). B, O mesmo paciente que em A. Arteriograma seletivo do brônquio direito mostrando hipertrofia e neovascularização da artéria brônquica. C, Homem de 25 anos com bronquiectasia tuberculosa. O arteriograma seletivo mostra um tronco de artéria brônquica comum que dá origem a uma artéria brônquica direita hipertrofiada (cabeça de seta) e a uma artéria brônquica esquerda normal (seta) ***(Hsiao et al., 2001).***

A pesquisa da artéria brônquica é iniciada ao nível de T5-T6. O brônquio principal esquerdo, cheio de ar, serve como um ponto de referência fluoroscópico conveniente para esta localização geral da origem da artéria brônquica. As artérias brônquicas têm ramos caraterísticos que seguem o trajeto dos brônquios principais em direção ao hilo e podem ser facilmente diferenciadas das artérias intercostais, que têm um trajeto cefálico inicial e depois se deslocam lateralmente ao longo da superfície inferior de uma costela. A tosse pode ser provocada durante uma injeção na artéria brônquica, ao passo que uma injeção pura na artéria intercostal pode ser dolorosa, mas não provoca tosse. A ponta do cateter é inicialmente direcionada lateralmente para anterolateralmente quando se procura a artéria brônquica direita ou o tronco intercostobrônquico. Para a cateterização da artéria brônquica esquerda, utiliza-se uma direção lateral esquerda a anterolateral. A oclusão por cateter de uma artéria brônquica, particularmente de um tronco intercostobrônquico direito, deve ser evitada porque pode resultar em isquemia da medula espinhal se houver ramos da artéria espinhal ***(Tanomkiat e Tanisaro, 2003).***

A opacificação das artérias brônquicas durante a angiografia selectiva é conseguida através da injeção manual de meio de contraste não iónico. A velocidade e o volume da injeção dependem do tamanho da artéria brônquica e das imagens adquiridas em simultâneo. Os achados angiográficos na hemoptise incluem artérias brônquicas hipertróficas e tortuosas, áreas de hipervascularização e neovascularização, desvio de sangue para a artéria ou veia pulmonar e aneurisma da artéria brônquica. Embora o extravasamento do meio de contraste seja um sinal específico de hemorragia brônquica ativa, é um achado pouco frequente, com uma prevalência relatada que varia entre 3,6 e 10,7% ***(Hsiao et al., 2001).***

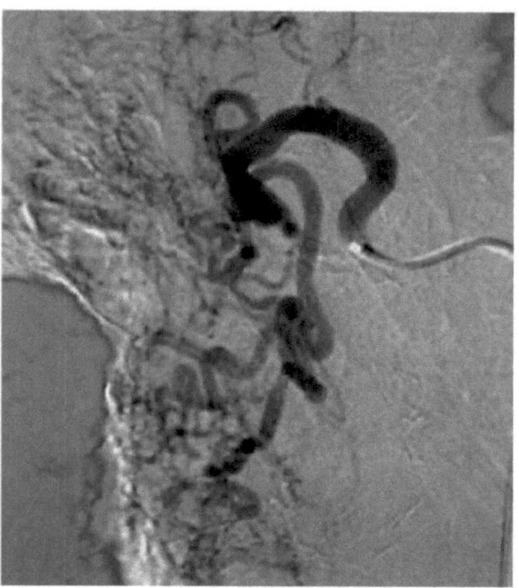

Fig (12): Angiografia selectiva da artéria brônquica direita, demonstrando hipertrofia e tortuosidade (***van den Berg, 2006).***

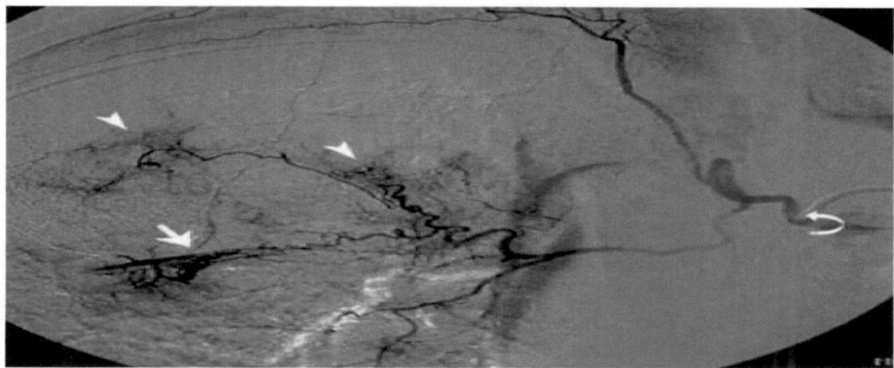

Fig (13): Angiografia selectiva do tronco intercostobrônquico direito (seta curva), mostrando rubor patológico (cabeças de seta) e desvio para a circulação pulmonar (seta) ***(vandenBerg,2006).***

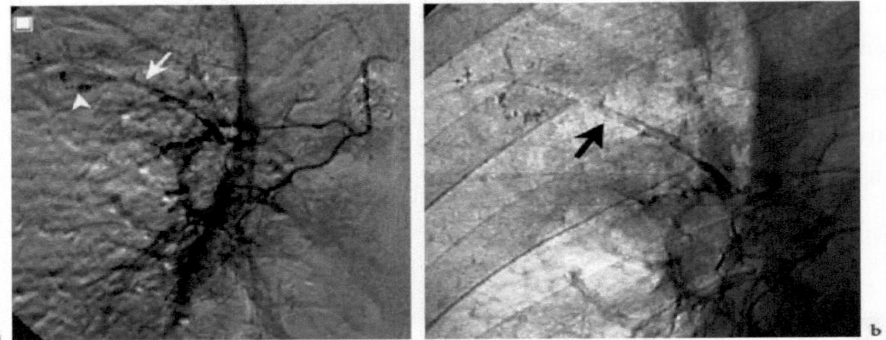

Fig (14): a) Angiografia superselectiva do ramo brônquico da artéria intercostobrônquica direita, demonstrando extravasamento de contraste para os alvéolos (cabeça de seta) e brônquios (seta). b) Imagem não subtraída, mostrando a presença vantajosa do meio de contraste no brônquio (seta) ***(van den Berg, 2006).***

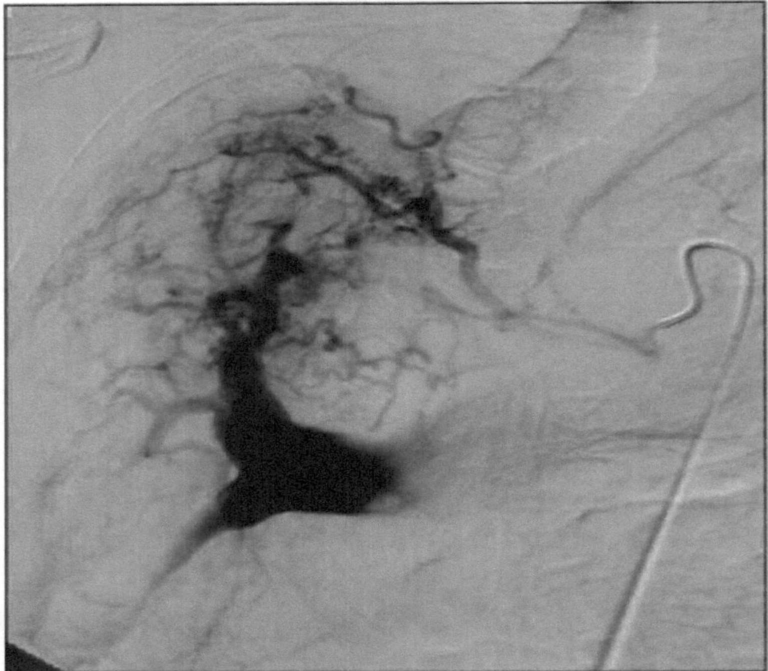

Fig (15): Angiograma mostrando artéria brônquica direita anormalmente dilatada com desvio broncopulmonar ***(Cheng et al., 2005).***

Para a realização de injecções subselectivas nas artérias brônquicas, podem ser utilizadas técnicas padrão de cut-film ou arteriografia de subtração digital. Os volumes e as taxas de injeção devem ser suficientes para identificar quaisquer ramos da artéria vertebral que possam existir. A artéria vertebral pode ser identificada pelo seu trajeto cefálico caraterístico com uma curva em gancho na linha média dentro do canal vertebral, como se mostra na figura (16). Se houver dúvidas quanto a um ramo da linha média numa radiografia anteroposterior, deve ser obtida uma radiografia oblíqua para identificar se este ramo entra efetivamente no canal espinal. Os ramos traqueais e esofágicos também se originam da artéria brônquica e podem aparecer na linha média em filmes anteroposteriores, mas não apresentam a alça em gancho ***(Mauro et al., 2006).***

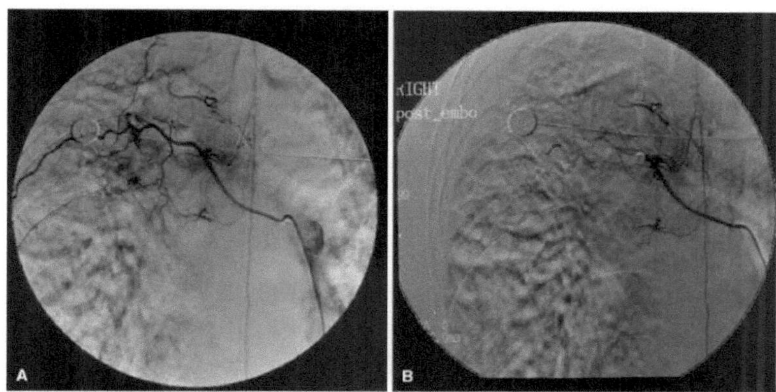

Fig (16): A, B. Hipervascularização de uma das artérias intercostais direitas. A A angiografia de diagnóstico inicial mostrou a artéria de Adamkiewicz. Por conseguinte, foi necessário um sistema de microcateter para embolizar este vaso de forma superselectiva, a fim de evitar danos na artéria espinal anterior. B A angiografia pós-embolização mostrou uma embolização distal satisfatória com preservação da artéria de Adamkiewicz ***(Yu-Tang Goh et al., 2002).***

É efectuado um novo exame físico para avaliar a força dos membros inferiores. Quando não são identificadas alterações neurológicas, é mais fácil ter a certeza de que não existem contribuições arteriais significativas para a medula espinal. A mielite transversa associada a este procedimento tem sido mais frequentemente associada à utilização de meios de contraste iónicos. Os agentes de contraste não iónicos devem ser utilizados rotineiramente ***(Mauro et al., 2006).***

Deve ter-se o cuidado de manter apenas uma seringa reservada para o agente embólico, de modo a evitar a injeção inadvertida de partículas embólicas (por exemplo, durante a angiografia de controlo). Ao longo do procedimento, devem ser efectuados controlos angiográficos regulares, de modo a detetar o aparecimento de ligações anteriormente não visíveis a outros territórios vasculares, como a artéria espinal anterior. Após a oclusão dos ramos periféricos da artéria brônquica, que leva a um aumento da resistência tanto a nível distal como central, as partículas podem refluir para ramos laterais não detectados inicialmente. Após a embolização bem sucedida de todas as artérias brônquicas patológicas, visualizadas na angiografia de descarga da forma acima descrita, recomenda-se a realização de uma nova angiografia aórtica, a fim de examinar quaisquer vasos patológicos anteriormente não visíveis. Quando presentes, estes vasos também devem ser embolizados. Esta abordagem ajuda a reduzir o número de recorrências ***(Van Den Berg, 2006).***

A embolização ou a angiografia repetida devem ser evitadas na presença de artérias medulares anteriores devido ao risco de isquémia da medula espinal. A utilização de partículas embólicas maiores do que 200 a 250 gm tem sido postulada como segura, porque se supõe que as partículas são demasiado grandes para entrar nas artérias espinais. A embolização da artéria brônquica pode ser efectuada com segurança utilizando partículas grandes (>300 gm) e com a ponta do cateter muito para além da origem das artérias medulares anteriores ***(Cheng et al., 2005).***

Durante a angiografia brônquica, é possível encontrar ocasionalmente shunts bronco-pulmonares. Pode ocorrer enfarte pulmonar ou embolização arterial sistémica se os agentes embólicos passarem através do shunt artéria brônquica-artéria pulmonar ou do shunt artéria brônquica-veia pulmonar, respetivamente. Por conseguinte, é importante não utilizar partículas que possam passar facilmente através dos shunts. A anastomose bronco-pulmonar mede cerca de 325 gm nos pulmões humanos. A embolização da artéria brônquica pode ser efectuada com segurança na presença de shunt bronquiopulmonar, desde que o tamanho dos agentes embólicos seja superior a 350 gm ***(Cheng et al., 2005).***

A cateterização selectiva das artérias brônquicas deve ser tentada mesmo em casos com um aortograma aparentemente normal, uma vez que pode ocorrer hemorragia a partir de vasos de diâmetro normal. Embora os cateteres Cobra sejam os mais utilizados, deve estar prontamente disponível uma variedade de cateteres com formatos diferentes para uma cateterização arterial selectiva óptima. Estes podem incluir os cateteres Simmons,

Shepherd's hook, Headhunter, Side-winder e Sos-Omni. Os microcateteres coaxiais permitem a cateterização superselectiva nos casos em que não é possível obter uma posição segura do cateter com um cateter convencional. Isto é particularmente importante quando se cateteriza o ramo brônquico do TCI direito, a fim de evitar a oclusão do ramo intercostal que pode ocasionalmente dar origem à artéria medular anterior ***(Yoon et al., 2002).***

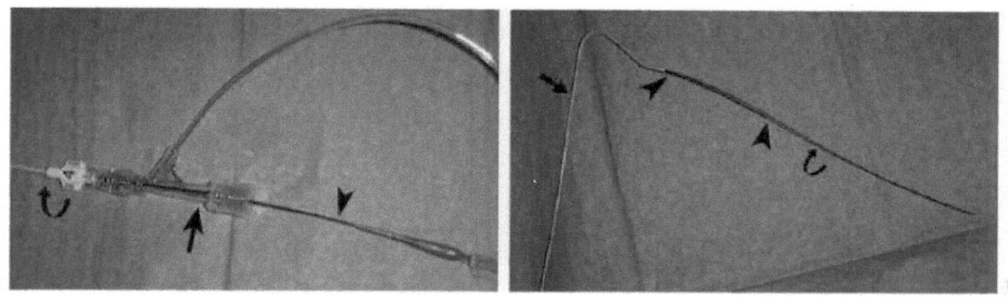

Fig (17): a) Microcateter (ponta de seta) introduzido através de um conetor em Y (seta) que está ligado ao cateter de diagnóstico 4-F (seta curva). b) Microcateter (pontas de seta), com o fio-guia que o acompanha (seta curva), saliente do cateter de diagnóstico (seta); isto permite uma cateterização superselectiva ***(van den Berg, 2006).***

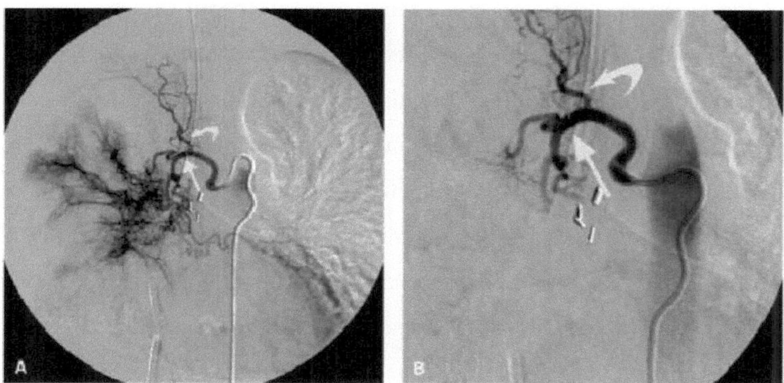

Fig (18): Tronco intercostal-brônquico direito. A. A artéria brônquica direita (seta reta) e a artéria intercostal superior (seta curva) surgem de um tronco comum. B. Após embolização selectiva da artéria brônquica direita (seta reta), a artéria intercostal superior é preservada (seta curva) ***(Mauro et al., 2006).***

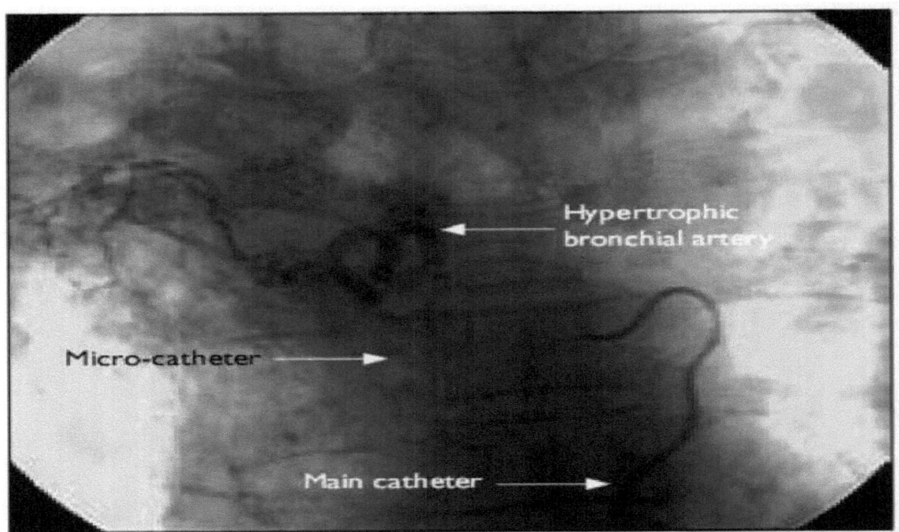

Fig (19): Homem de 54 anos de idade com hemoptise recorrente devido a tuberculose pulmonar antiga e pulmão destruído no lobo superior direito. É mostrada uma artéria brônquica direita hipertrofiada que alimenta o lobo e que é canulada seletivamente com um microcateter *(Lee et al., 2008).*

Quando as artérias brônquicas anormais não são identificadas, a aortografia em arco e a arteriografia subclávia selectiva devem ser realizadas para procurar artérias brônquicas anómalas, fornecimento arterial sistémico não brônquico ***(Mauro et al., 2006).***

As artérias colaterais sistémicas não brônquicas podem contribuir para cerca de 5% dos casos de hemoptise maciça. São diferentes das artérias brônquicas anómalas porque não são congénitas e desenvolvem-se durante o processo de várias doenças. O trajeto destas artérias não é paralelo ao dos brônquios e podem atravessar os ligamentos pulmonares ou a pleura aderente.As colaterais sistémicas não brônquicas podem surgir como ramos das artérias intercostais, do tronco tirocervical, da artéria torácica interna, da artéria toracodorsal, das artérias torácicas laterais, de outros ramos da artéria subclávia e até de artérias intra-abdominais, como a artéria frénica inferior, a artéria gástrica esquerda e ramos da aorta. A fonte colateral sistémica não brônquica mais importante de hemoptise é a artéria subclávia e os seus ramos (mais frequentemente, a artéria torácica interna) para a hemorragia do lobo superior e a artéria frénica inferior para a hemorragia do lobo inferior ***(Bhasin et al., 2011).***

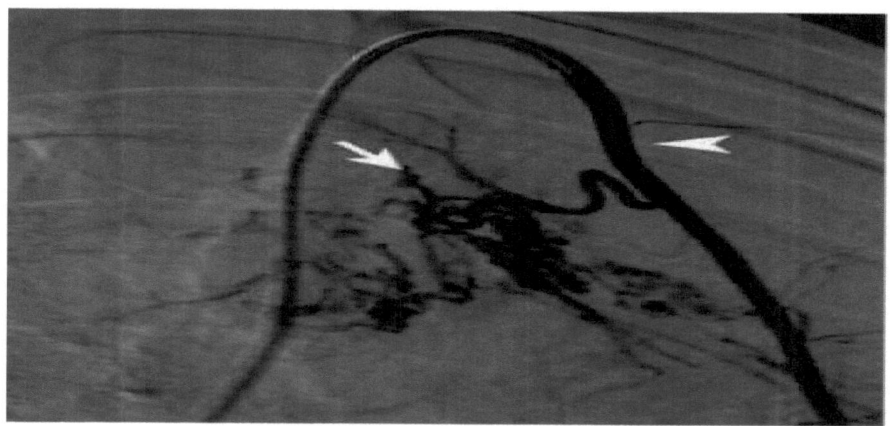

Fig (20): Angiografia selectiva da artéria mamária interna esquerda (cabeça de seta), com conexões pleurais alimentando a vasculatura patológica intrapulmonar (seta) ***(van den Berg, 2006).***

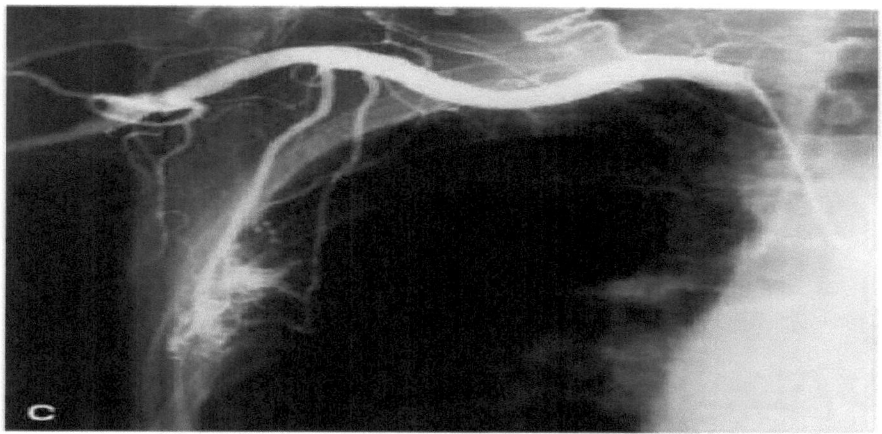

Fig (21): O arteriograma da subclávia mostra hipervascularização ao longo da parede torácica lateral ***(Mauro et al., 2006).***

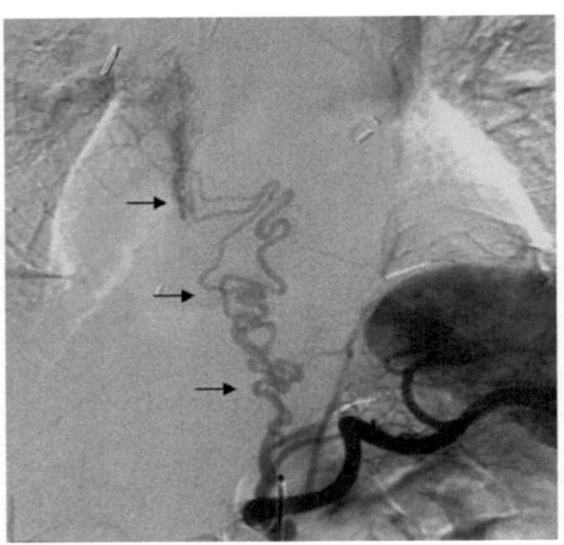

Fig (22): Artéria sistémica não brônquica. O cateterismo seletivo da artéria gástrica esquerda mostra um vaso tortuoso anormal (setas) que alimenta uma área hipervascular no pulmão direito ***(Chun et al., 2010).***

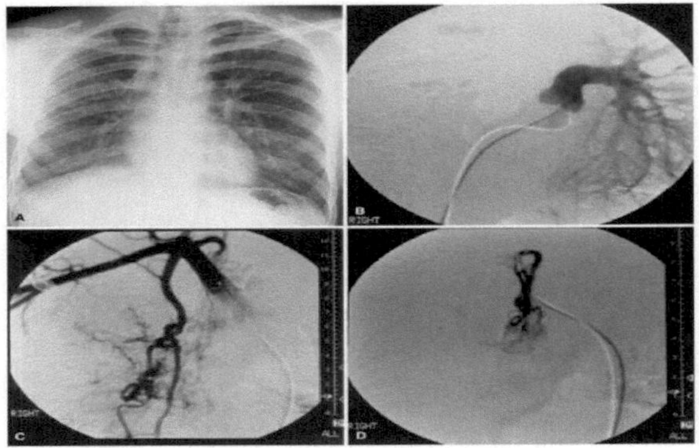

Fig (23): A-D. Um jovem do Bangladesh com hemoptise maciça. A A radiografia do tórax mostrava uma redução do volume do pulmão direito com um pequeno hilo direito. B O angiograma pulmonar confirmou o diagnóstico de ausência congénita da artéria pulmonar direita. C O angiograma da subclávia direita mostrou ramos hipervasculares causando hemoptise. D Estes foram canulados seletivamente e embolizados. A hemoptise foi posteriormente controlada (***Yu-Tang Goh et al., 2002).***

Após o procedimento, deve ser aplicada pressão sobre a ferida durante cerca de 10 minutos após a remoção do cateter. O doente deve repousar na cama durante 4 horas, verificar regularmente a virilha para detetar qualquer hemorragia e cobrir o local da virilha com gesso durante 24 horas. Pede-se ao doente que beba muita água e líquidos para eliminar o contraste através dos rins ***(Antonelli et al., 2002).***

Resultado

Vários estudos registaram resultados variáveis de acordo com a causa subjacente. Foram relatados resultados favoráveis em pacientes com TB ativa, onde o tratamento simultâneo com embolização e terapia antituberculosa resultou em altas taxas de sucesso imediato e baixas taxas de recorrência. Foram observados maus resultados em doentes com aspergiloma, em que o processo da doença subjacente é conhecido por ser agressivo e extenso, envolvendo frequentemente artérias não brônquicas. Um estudo recente mostrou uma taxa de recorrência de 100% nesses pacientes, a maioria dos quais ocorreu nas primeiras 2 semanas após o BAE, e uma taxa de mortalidade de 50% no primeiro mês. O aspergiloma demonstrou ser um fator de risco estatisticamente significativo para o desenvolvimento de hemoptise recorrente, pelo que estes doentes devem ser tratados agressivamente com uma combinação de embolização repetida e cirurgia electiva. Também foi relatado que as neoplasias malignas pulmonares apresentam maus resultados imediatos e a longo prazo e estão associadas a uma elevada mortalidade devido à natureza progressiva da doença ***(Chun e Belli, 2009).***

A procura de um fornecimento sistémico não brônquico é particularmente urgente em doentes com hemorragia recorrente após embolização prévia da artéria brônquica, particularmente se tiver sido realizada uma oclusão proximal da bobina. Os vasos responsáveis pela hemorragia recorrente podem incluir uma artéria brônquica não previamente embolizada (aberrante ou não aberrante), uma artéria brônquica recanalizada ou vasos colaterais sistémicos não brônquicos. Se estiver presente doença do lobo inferior, deve também ser realizado um aortograma abdominal e um exame das artérias frénicas inferiores. Se não for identificado qualquer fornecimento arterial sistémico (brônquico ou não brônquico), deve ser realizada uma arteriografia pulmonar selectiva na tentativa de identificar uma fonte arterial pulmonar, como um pseudoaneurisma ou uma fístula arteriovenosa. Na presença de embolização prévia da artéria brônquica, as vias colaterais requerem uma atenção especial, embora se deva lembrar que as artérias brônquicas principais embolizadas com Gelfoam e até mesmo com bobinas podem recanalizar ***(Mauro et al, 2006).***

As bobinas podem ser utilizadas na presença de um aneurisma ou também quando há necessidade de proteger um território vascular normal. Caso contrário, o uso de bobinas para embolização brônquica não é recomendado, pois podem produzir uma oclusão excessivamente proximal, impedindo a repetição do procedimento em caso de recorrência da hemoptise. Por vezes, a recorrência deve-se à presença de vasos alimentadores sistémicos não brônquicos que devem ser pesquisados ***(Yoon et al., 2002).***

Embolização da VAP

O tratamento é indicado para prevenir complicações neurológicas, evitar a rutura das malformações e reduzir o shunt direita-esquerda ***(Andersen e Kjeldsen, 2008).***

Procedimento

A punção da veia femoral unilateral é efectuada sob anestesia local e é colocada uma bainha introdutora 7 ou 8-F. Normalmente, é utilizada uma sedação ligeira. São administrados antibióticos profilácticos no início do procedimento. É administrada heparina intravenosa (5000 UI) antes do procedimento, complementada com 1000-2500 UI de hora a hora durante o cateterismo. ECG contínuo. A angiografia diagnóstica continua a ser utilizada por alguns intervencionistas para obter uma anatomia segmentar precisa e para escolher a projeção que melhor visualiza a VAP ***(Pelage et al., 2006).***

O procedimento envolve primeiramente a localização da VAP por angiografia, seguida de cateterização da artéria de alimentação, avanço da ponta do cateter até um ponto além de quaisquer ramos para o pulmão normal e imediatamente proximal à porção venosa dilatada e oclusão arterial usando bobinas ou balões. O desenvolvimento de cateteres-guia 6 e 7-F simplificou muito o acesso às VAPs e a estabilidade dos cateteres ao introduzir balões ou bobinas padrão de fibra empurrável. Os cateteres-guia estabilizam a sua posição proximal na artéria de alimentação, de modo a proporcionar uma introdução controlada e precisa de bobinas através de cateteres 4 ou 5-F colocados coaxialmente. Os cateteres polivalentes, os cateteres Cobra ou os cateteres coronários direitos Judkins são particularmente adequados para cateterizar a maioria das MAVP. Para o lobo médio direito ou língula, um cateter coronário esquerdo Judkins pode ser útil para obter acesso à artéria de alimentação. O posicionamento seletivo do cateter é conseguido avançando o cateter diretamente ou sobre um fio sob orientação fluoroscópica. Uma vez selecionada uma artéria segmentar, é obrigatório aspirar sangue através do cateter para evitar a injeção de ar ou de coágulos que possam passar através da VAP ou entrar na circulação coronária causando angina, bradicardia ou alterações electrocardiográficas da onda do segmento ST. Se não se obtiver retorno de sangue durante a aspiração, o cateter deve ser retirado com cuidado. O cateter deve ser cuidadosamente lavado com uma solução heparinizada antes da injeção de material de contraste iodado. Uma técnica subaquática também deve ser usada para a troca de fios para evitar que o ar passe através da VAP ***(Mager et al., 2004).***

A utilização de um microcateter coaxial para cateterização e embolização pode ser necessária para aumentar a estabilidade. Além disso, a utilização de um microcateter evita o risco de deslocamento do cateter durante o avanço de macrobobinas ou balões e o subsequente problema de implantação de bobinas em território vascular inadequado. O risco de perfuração do saco aneurismático quando se realiza cateterismo periférico superselectivo é reduzido quando se utilizam microcateteres ***(Dinkel e Triller, 2002).***

Cateteres não selectivos: Cateter pigtail de 100 cm, com capacidade de fluxo de 20 ml/s para angiografia pulmonar (existem pigtails angulados, como o cateter Grollman, especificamente concebido para angiografia pulmonar). Lembre-se sempre de endireitar o pigtail com um fio-guia antes de remover o cateter após a angiografia pulmonar. Isto evita o envolvimento das válvulas e das cordas tendinosas ***(Robinson, 2010).***

Medir as pressões da artéria pulmonar principal (PAP) antes de injetar o contraste. Não realizar a injeção se a PAP for superior a 40 mmHg. O cateter passa para a artéria pulmonar esquerda na maioria dos pacientes, uma vez que este vaso corre mais posteriormente. Pode ser utilizada uma variedade de técnicas para selecionar a artéria pulmonar direita, incluindo o prolapso da extremidade flexível de um fio Bentson, a utilização de um fio hidrofílico, a extremidade rígida de um fio normal para abrir a cauda de um cateter pigtail pulmonar, a utilização de um fio de desvio da ponta ou a troca por uma forma polivalente. Podem ser necessárias altas taxas de quadros (6/s ou mais) para visualizar os vasos de alimentação com precisão ***(Robinson, 2010).***

O objetivo é ocluir a artéria de alimentação o mais próximo possível do saco aneurismático, uma vez que isso reduz o risco de reperfusão por alimentadores colaterais e minimiza o risco de enfarte pulmonar. O objetivo é obter um pacote de bobinas apertado e uma oclusão transversal. O dispositivo embólico selecionado tem de ser suficientemente grande para ocluir o vaso alvo. Se for demasiado pequeno, existe o risco de embolização paradoxal para a circulação sistémica. Ter um membro da equipa pronto para aplicar compressão carotídea bilateral se um dispositivo embolizar é potencialmente útil para evitar que o dispositivo se aloje na carótida. Fazer um angiograma de conclusão não seletivo para detetar outros vasos que alimentam a VAP ***(Robinson, 2010).***

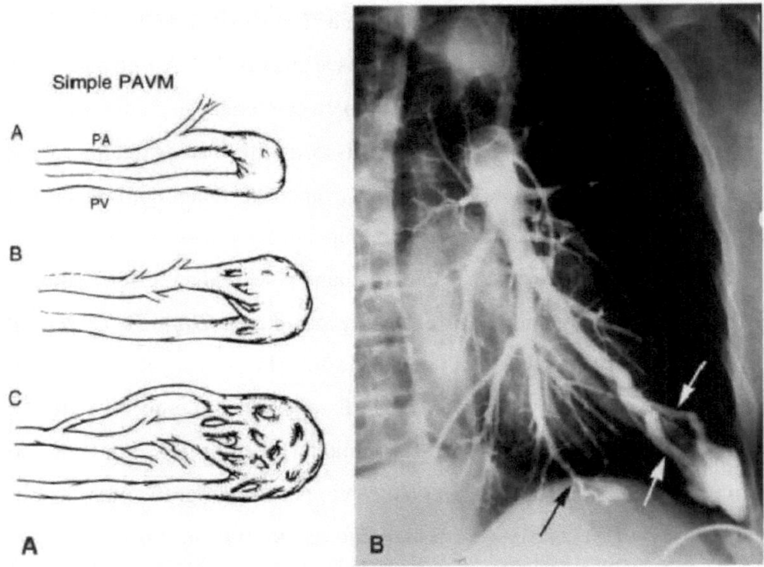

Fig (24): Uma válvula pulmonar obstrutiva simples terá o seu fornecimento arterial a partir de um único segmento pulmonar. Pode ser uma única artéria de alimentação (A), vários ramos distais (B), ou ramos acessórios distais e proximais (C). B. Angiograma pulmonar esquerdo mostrando duas MVAPs simples, uma com uma única artéria de alimentação no segmento lateral do lobo inferior (seta preta) e outra com dois ramos de alimentação distal no segmento anteromedial do lobo inferior (setas brancas) ***(White e Pollak, 2006).***

O risco de embolização paradoxal levou ao desenvolvimento de dispositivos destacáveis que reduzem de facto o risco desta complicação. Os dispositivos de tampão vascular Amplatzer, recentemente introduzidos, são tampões destacáveis por parafuso, seguros e fáceis de utilizar, mas ainda não têm a eficácia comprovada a longo prazo das bobinas. O risco de embolia paradoxal permanece até que todas as lesões sejam tratadas. É importante uma técnica meticulosa para evitar a entrada de ar ou de coágulos sanguíneos no sistema durante o procedimento. A retirada do fio com a ponta do cateter encostada à parede lateral do vaso produz um vácuo que se enche de ar se o cubo do cateter estiver aberto ao ar. Uma vez que o cateterismo superselectivo requer quase sempre a utilização de um cateter moldado, esta situação é difícil de evitar em vasos mais pequenos; ter de torcer e retirar o cateter para libertar a ponta pode ser demorado e, em última análise, não permitir a canulação suficientemente distal de vasos pequenos. Podem ser utilizadas várias técnicas para excluir o ar, incluindo trocas de fios com o cubo do cateter mantido abaixo da superfície numa taça de soro fisiológico (simples, mas pode ser confuso e difícil de ver com a hemorragia dorsal de sangue no soro fisiológico) ou utilizando um sistema fechado com soro fisiológico pressurizado, que é mais incómodo, mas seguro (***Robinson, 2010)***.

O Amplatz Vascular Plug é um dispositivo do tipo bobina que é mais longo e mais completamente oclusivo do que as bobinas padrão, é recapturável até que uma boa "posição final" tenha sido confirmada ***(White e Pollak, 2006)***.

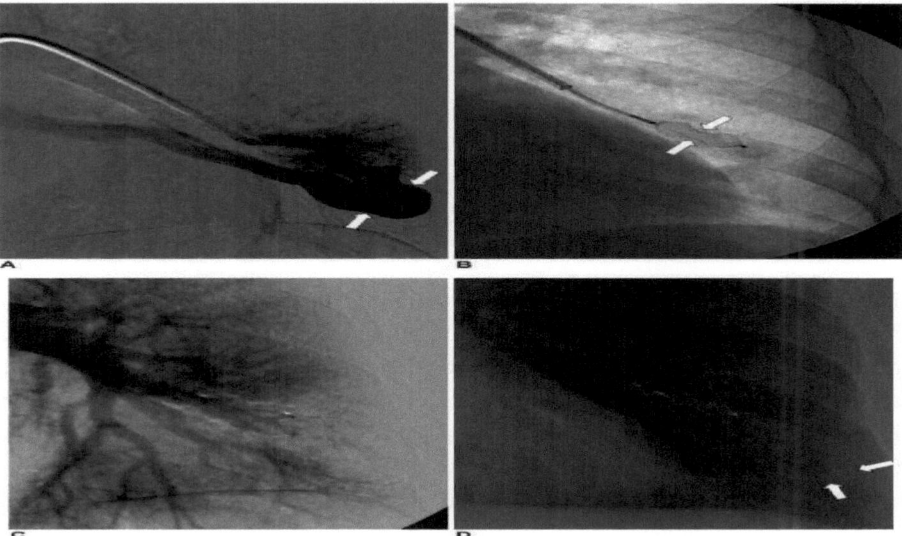

Fig (25): Mulher de 66 anos com malformação arteriovenosa pulmonar encontrada incidentalmente no lobo inferior esquerdo. O arteriograma pulmonar seletivo esquerdo (A) mostra uma malformação arteriovenosa pulmonar de 25 mm de diâmetro (setas) com um único alimentador arterial (8 mm de diâmetro) e uma única veia de drenagem. Radiografia pontual (B) mostra implantação de plug vascular Amplatz de 12 mm de diâmetro (setas). O arteriograma pulmonar esquerdo (C) após a emboloterapia não mostra evidência de malformação arteriovenosa pulmonar. A radiografia de tórax de seguimento (D) três meses depois mostra a obliteração quase completa da sombra da malformação arteriovenosa pulmonar anterior (setas) (***Shin et al., 2010***).

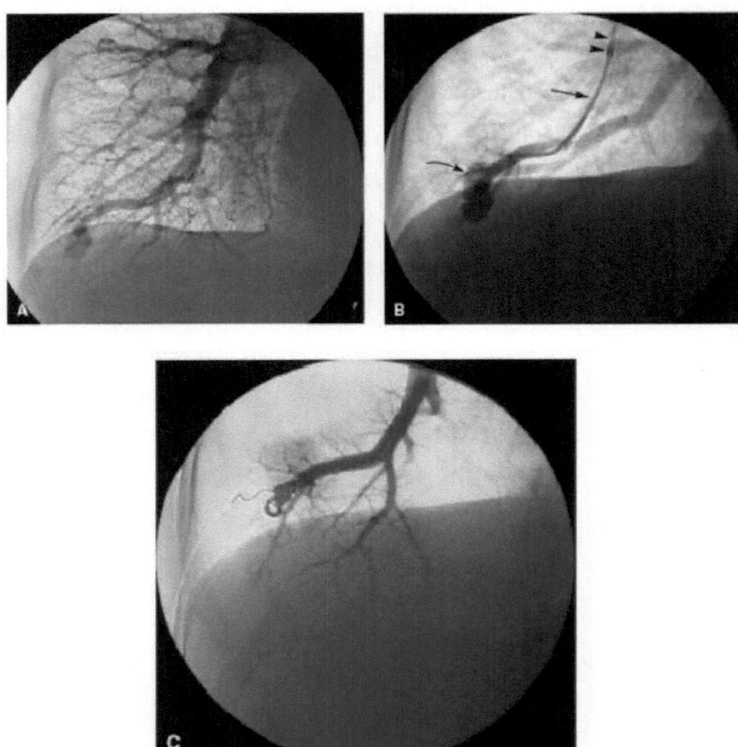

Fig (26): Homem de 56 anos de idade com HHT, epistaxe, malformações gástricas hemorrágicas e uma simples PAVM do lobo inferior direito. A. Angiografia pulmonar direita demonstrando a VAP simples no lobo inferior direito. B. Angiografia da artéria de alimentação da VAP simples após cateterismo seletivo utilizando o cateter angulado interno de 5 French (seta reta) seguido do avanço do cateter guia multiusos de 7 French (pontas de seta). Neste caso, a artéria de alimentação tem uma aparência uniforme e não afunilada. Portanto, um pequeno ramo distal da artéria pulmonar normal foi identificado para ancorar a extremidade distal da primeira bobina de Nester usada para embolização (seta curva). C. Angiograma pós-embolização mostrando a oclusão da VAP. Um tampão de secção transversal denso e oclusivo é criado pelas bobinas de Nester. A extremidade distal da primeira está ancorada no pequeno ramo normal distal observado em B ***(White e***

Pollak,2006).

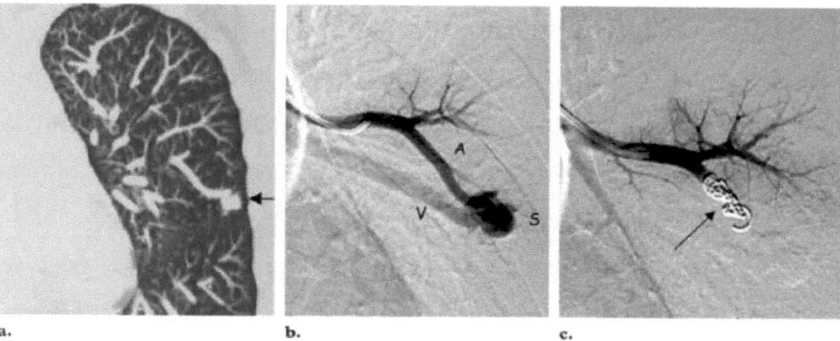

Fig (27): Malformação arteriovenosa simples num homem de 43 anos com telangiectasia hemorrágica hereditária (a) A projeção coronal de intensidade máxima obtida em TC multisecção mostra uma malformação arteriovenosa simples da língula pulmonar (seta) (b) O angiograma pulmonar seletivo demonstra o tipo de malformação. A artéria de alimentação (A), o saco (S) e a veia de drenagem (V) estão bem representados (c) Angiograma obtido durante a mesma sessão que b mostra a oclusão completa da malformação com bobinas (seta) (***Pelage et al., 2005).***

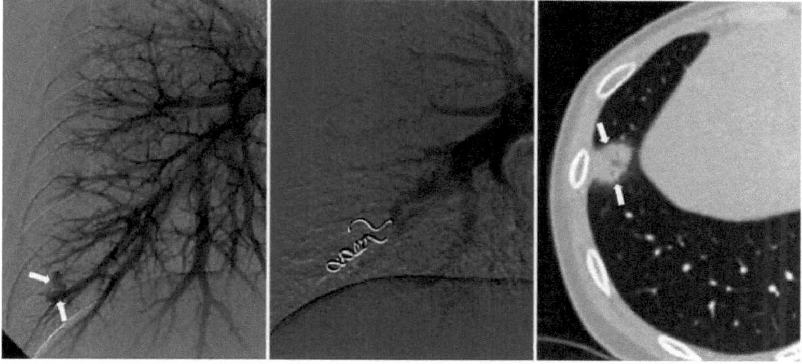

Fig (28): Homem de 28 anos com pequena malformação arteriovenosa pulmonar no lobo inferior direito. O arteriograma pulmonar direito (A) mostra uma pequena malformação arteriovenosa pulmonar (setas) com um único alimentador arterial e uma única veia de drenagem. O arteriograma pulmonar direito (B) após emboloterapia com colocação de duas bobinas de Nester não mostra evidência de malformação arteriovenosa pulmonar. A tomografia computadorizada de acompanhamento (C) após três semanas mostra infarto pulmonar (setas) distal à artéria pulmonar embolizada (***Shin et al., 2010).***

Existe uma pequena incidência de dor torácica pleurítica quando o saco do aneurisma tromba. Esta pode ocorrer pouco tempo depois da embolização (até 48 horas) ou pode ser retardada, ocorrendo normalmente ao fim de 4-6 semanas. Pode ser grave, mas raramente requer mais do que analgesia não esteroide e tranquilização. Alguns operadores defendem o tratamento de apenas um pulmão de cada vez devido ao risco potencial de dor pleurítica bilateral ***(Robinson, 2010).***

Capítulo 6

Técnicas de Embolização

Foram desenvolvidas diferentes técnicas para a utilização de bobinas fibrosas empurráveis. Em geral, estas técnicas para fechar vasos com 3-15 mm de diâmetro são igualmente aplicáveis a todas as oclusões arteriais na circulação sistémica. É de extrema importância conseguir uma oclusão transversal aquando da terapia inicial, de modo a reduzir o risco de recanalização. A maioria das oclusões arteriais e venosas pode ser realizada utilizando bobinas fibrosas empurráveis de 0,035 ou 0,038 pol. da "geração atual", que produzem uma oclusão transversal fiável, desde que sejam colocadas coaxialmente através de um cateter-guia e implantadas numa massa densa de bobinas fibrosas. Raramente são necessárias microbobinas ou bobinas destacáveis ***(White et al., 2003).***

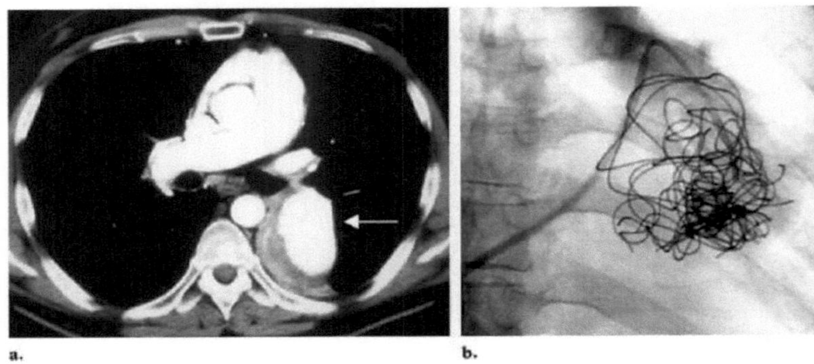

Fig (29): Grande pseudo-aneurisma da artéria pulmonar num homem de 28 anos com doença de Behçet (a) A tomografia computorizada com contraste mostra um grande pseudo-aneurisma da artéria pulmonar esquerda (seta) (b) O angiograma mostra uma embolização selectiva bem sucedida do pseudo-aneurisma com múltiplas bobinas ***(Pelage et al., 2005).***

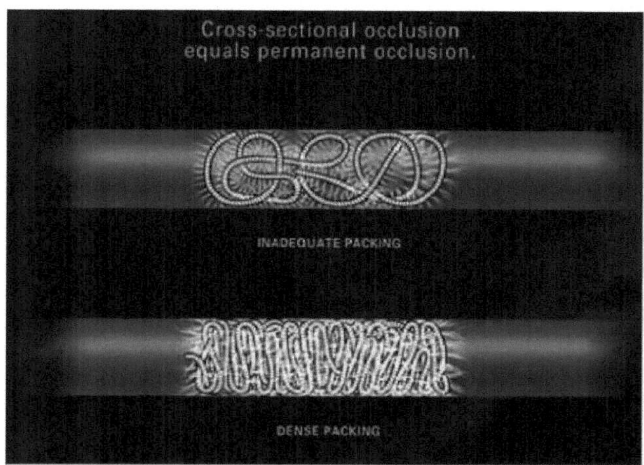

Fig (30): Oclusão em corte transversal obtida por empacotamento ou aninhamento de bobinas de platina macia. A imagem no topo demonstra um vaso sanguíneo parcialmente ocluído com uma bobina alongada. Muitas vezes, o vaso parecerá ocluído devido ao espasmo associado, mas, ao reestudar, terá ocorrido recanalização. O empacotamento denso, como mostrado na imagem inferior, é necessário para obter uma oclusão transversal previsível a longo prazo (***White e Pollak, 2006).***

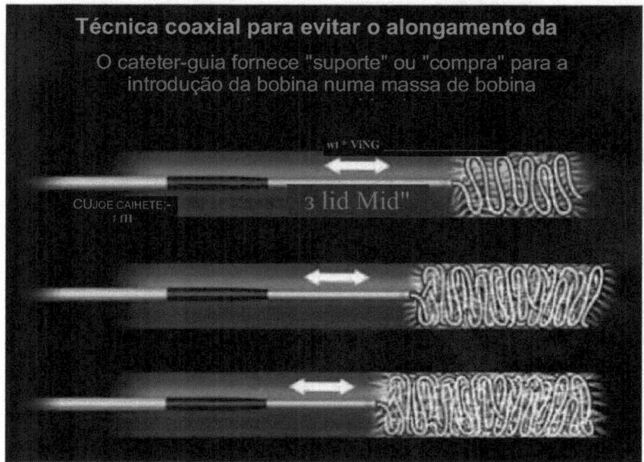

Fig (31): Técnica coaxial para evitar o alongamento da bobina. Neste diagrama, um cateter-guia 5-F é colocado no vaso a ser ocluído. Um microcateter é avançado até o local da oclusão e, mantendo o cateter-guia constante, o microcateter é avançado e a micromola é implantada. A "compra" de suporte fornecida pelo cateter-guia ajuda o intervencionista a empacotar a micromola numa massa de bobina apertada, levando à oclusão permanente.

A utilização de cateteres-guia é o passo mais importante para evitar o alongamento da bobina e uma oclusão incerta a longo prazo *(White e Pollak, 2006).*

Técnica de ancoragem

Esta técnica é utilizada para fechar artérias de alimentação de alto fluxo. Também é útil para oclusão de rotina se houver qualquer preocupação com o movimento da bobina após a implantação. Os primeiros centímetros de uma bobina longa são ancorados num ramo lateral imediatamente proximal ao local a ser ocluído. A bobina restante é firmemente empacotada num "ninho" e bobinas adicionais são adicionadas e empacotadas até que a oclusão da secção transversal da artéria seja alcançada (***Pelage et al., 2006).***

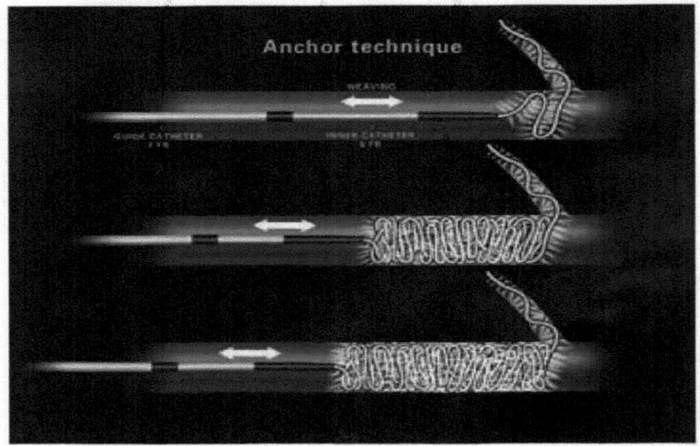

Fig (32): A técnica de "ancoragem". Esta técnica é muito valiosa para proporcionar uma oclusão segura e distal quando há dúvidas sobre a instabilidade das bobinas de fibra empurráveis. Diagramaticamente, o cateter-guia é colocado na artéria a ser ocluída e um cateter interno 5-F ou microcateter é avançado em um ramo lateral próximo ao local que requer oclusão. Pelo menos 2 cm de um Nester ou Micronester padrão de 14 cm são avançados no ramo lateral que normalmente é sacrificado. O resto da bobina é então implantado logo proximal a esse ramo lateral e bobinas adicionais são embaladas de modo que a oclusão transversal seja obtida (***White e Pollak, 2006).***

Técnica de andaime

Utilizando bobinas de alta força radial de aço inoxidável ou inconnel (equivalente europeu do aço inoxidável), é construído um "endosqueleto" dentro da artéria a ser ocluída. Normalmente, a primeira bobina de alta força radial deve ter um diâmetro 2 mm maior do que a artéria a ser ocluída. A oclusão é finalizada com o "empacotamento" de bobinas longas e fibrosas para obter a oclusão da secção transversal ***(Pelage et al., 2006).***

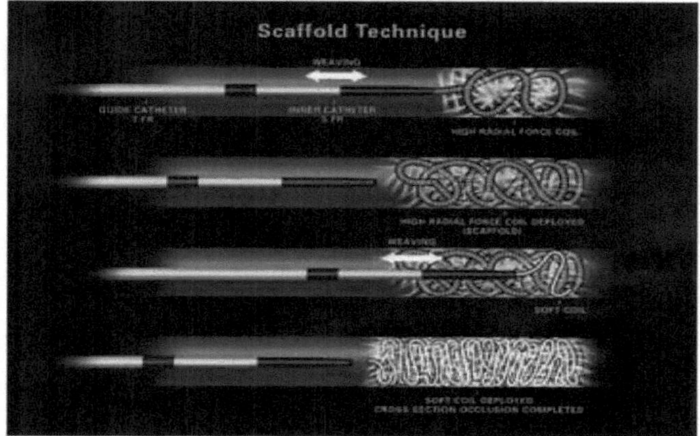

Fig (33): Técnica "Scaffold". Esta técnica é usada para vasos de alto fluxo quando há preocupação com a migração de uma bobina mais macia. Inicialmente, neste diagrama, é colocada uma bobina de força radial elevada, com um diâmetro 2 mm superior ao da artéria ou veia que está a ser ocluída. Podem ser colocadas várias bobinas de força radial elevada e a oclusão é completada utilizando bobinas de Nester para embalar firmemente dentro do "andaime" ou "endosqueleto" (***White e Pollak, 2006)***

Técnica de oclusão assistida por balão

Esta técnica é frequentemente utilizada numa VAP de alto fluxo ou se a artéria de alimentação for grande (>12 mm). Um cateter balão de oclusão temporária é colocado para ocluir a VAP. As bobinas iniciais são colocadas através do cateter balão de oclusão e são bobinas de alta força radial em aço inoxidável ou inconnel, podendo também ser "ancoradas" num ramo lateral proximal ao local a ser ocluído. Após a colocação de duas a três bobinas de alta força radial, o cateter de oclusão com balão é desinsuflado e um cateter-guia coaxial padrão é substituído. A embolização é então finalizada com o "empacotamento" de bobinas de fibra longa para obter a oclusão da secção transversal, conforme descrito anteriormente ***(Pelage et al., 2006).***

Os DSB (balões de silicone amovíveis) têm sido utilizados para ocluir artérias pequenas, rectas e de alto fluxo com um diâmetro de 3-5 mm ou com um comprimento inferior a 3 cm, independentemente do diâmetro até 9 mm, uma vez que não estavam disponíveis DSB acima deste tamanho. Para a introdução do DSB, foi introduzido um sistema coaxial com um cateter-guia com um cateter de deslizamento vertebral no interior, sobre um fio-guia longo e macio, na artéria pulmonar de alimentação relevante. Um fio-guia longo foi utilizado para a troca e um conjunto de cateteres angiográficos coaxiais foi utilizado para a introdução do DSB. Um cateter angiográfico ou de infusão de 1,5 ou 2,0 Fr foi inserido no DSB. O balão tinha uma válvula auto-selante. Os DSBs foram introduzidos no destino final após teste de insuflação no alimentador segmentar e após verificação da posição correta com injecções de contraste através do cateter guia. Os DSBs foram preenchidos com material de contraste isosmótico, uma vez que o silicone é uma membrana semipermeável. Os DSBs podem frequentemente ser direcionados para a artéria de alimentação, uma vez que o fluxo para a MPAV é maior do que nas artérias normais adjacentes. Após o posicionamento do DSB no local de oclusão pretendido, o DSB foi insuflado e, se a posição fosse óptima, o cateter foi retirado do DSB por tração suave ou descolamento coaxial. Após a remoção do cateter, a válvula sela para manter a insuflação do DSB. Desta forma, foi possível desinsuflar e reposicionar o balão antes da sua desinsuflação final, sendo possível uma entrega precisa. Após a insuflação do balão, a oclusão total foi verificada por injeção de contraste. Os balões muitas vezes poupavam os ramos laterais normais e proporcionavam uma oclusão mais precisa, distal e localizada do que era possível com o método da bobina ***(Andersen e Kjeldsen, 2008).***

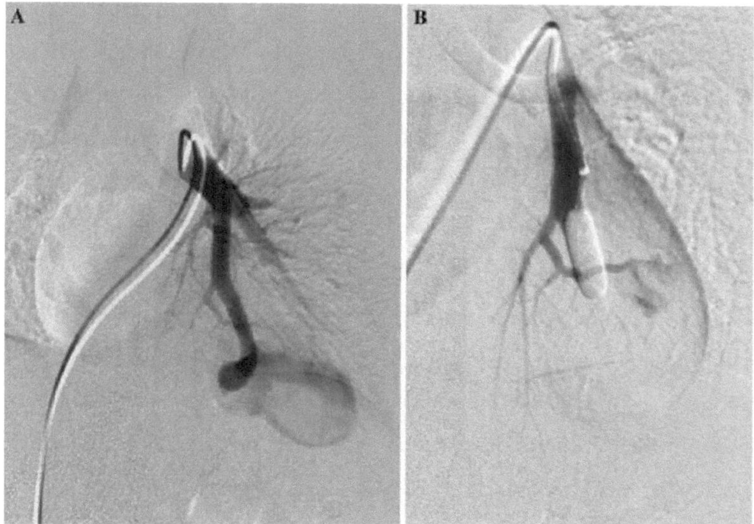

Fig (34): PAVM simples com uma artéria de alimentação antes (A) e depois (B) da embolização com um DSB distalmente na artéria de alimentação, poupando os ramos laterais normais ***(Andersen e Kjeldsen, 2008).***

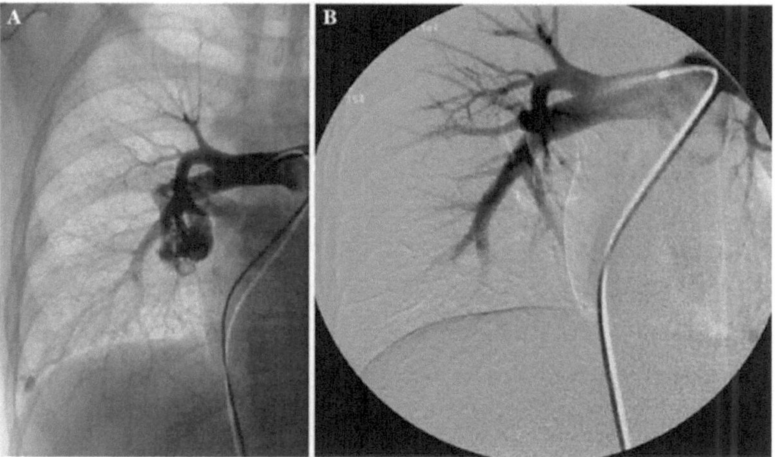

Fig (35): PAVM complexa com três artérias de alimentação (A) e após embolização (B) com um DSB cobrindo todas as artérias de alimentação ***(Andersen e Kjeldsen, 2008).***

Técnica de esguicho

Esta técnica é adequada para todas as micromolas de fibra empurráveis (0,018 pol.) através de microcateteres. A micromola é introduzida no microcateter e uma seringa luer lock de 1 ml com soro fisiológico é fixada no cubo do microcateter. Sob orientação fluoroscópica, a micromola é administrada com pequenos bólus de solução salina. O ajuste final da micromola pode ser feito movendo-se o microcateter antes da entrega final da bobina completa, se a implantação inicial da bobina for distal ao local de implantação (***Pelage et al., 2006)***.

Técnica de empurrar o fio

Para microcateteres de lúmen grande, é necessário utilizar um fio de empurrar de 0,021 ou 0,025 pol. para evitar a oclusão do cateter. Nos microcateteres mais recentes (Embo-cath), o uso de fios de empurrador padrão de 0,016 pol. causará o aprisionamento de micromolas entre o diâmetro interno do microcateter e a micromola. Para evitar este fenómeno, é utilizada a "técnica de esguicho" ou é necessário um fio de empurrador maior (***Pelage et al., 2006)***.

Redistribuição do fluxo pulmonar

Esta técnica foi desenvolvida como uma abordagem para melhorar a hipoxemia em doentes com um padrão difuso de doença. É efectuada uma oclusão temporária das artérias lobares dos lobos mais afectados (normalmente ambos os lobos inferiores) para determinar se existe alguma melhoria na oxigenação. Nos doentes em que a PaO2 aumenta pelo menos 10 mm Hg, é efectuada uma embolização permanente das artérias lobares para obter uma redistribuição do fluxo nos restantes lobos (menos afectados) ***(Faughnan et al., 2000)***.

Acompanhamento

O seguimento clínico consistiu na avaliação das alterações dos sinais e sintomas das MAVP e na avaliação radiológica com radiografias de tórax e/ou TAC de tórax. As caraterísticas dos MPAVs avaliados incluíram o seu número, uma localização lobar, uma localização central ou periférica, a angioarquitectura, os diâmetros da artéria de alimentação e do saco aneurismático, o sucesso técnico, as complicações durante a emboloterapia ou o seguimento, a alteração do nível de saturação arterial de oxigénio e o resultado clínico ***(Shin et al., 2010)***.

Na maioria dos doentes com VAP difusas, a melhoria da dispneia, da oxigenação e da fração de shunt não é completa. Acredita-se que o shunt residual represente o shunt através de pequenas VAPs. Mesmo que seja necessária uma avaliação clínica e radiológica, os testes de saturação de oxigénio são igualmente importantes para prever a recorrência. Recomenda-se que os doentes com MVAPs difusas ou não tratadas recebam profilaxia antibiótica antes de procedimentos dentários e cirúrgicos para evitar a sementeira de MVAPs e o subsequente desenvolvimento de abcessos cerebrais ***(Faughnan et al., 2000).***

O acompanhamento imagiológico dos doentes tratados, em conjunto com a avaliação clínica e fisiológica, deve ser efectuado de modo a documentar a involução ou reperfusão das MVAPs embolizadas, mas também para detetar o crescimento ou aumento das pequenas MVAPs. As pequenas PAMVs podem, com o tempo, atingir o tamanho limite para complicações ***(Lacombe et al., 2005).***

A ecocardiografia com contraste e a imagem de perfusão por RM são provavelmente demasiado sensíveis e permanecem positivas na maioria dos doentes, mesmo após a oclusão bem sucedida de todas as MAVP angiograficamente visíveis ***(Lee et al., 2003).***

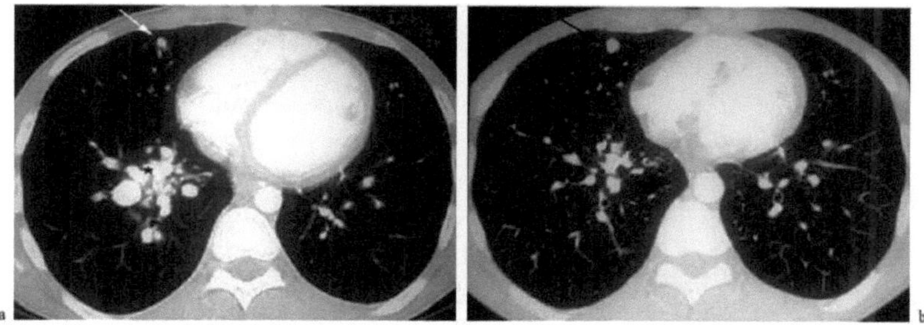

Fig (36): Aumento de pequenas PAMTs. a A TC efectuada antes da embolização mostra uma grande PAMT (asterisco) no lobo inferior direito. Observa-se um pequeno PAVM no lobo médio direito (seta). b Um ano depois, há um aumento significativo do PAVM (seta). Observa-se uma boa retração da PAMV tratada ***(Pelage et al., 2006).***

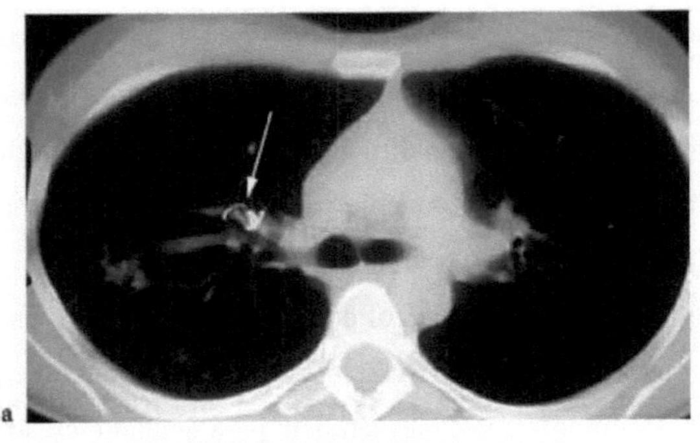

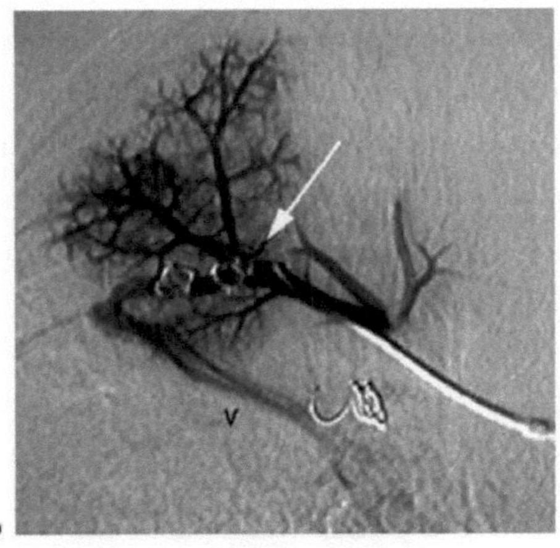

Fig (37): a) A TC efectuada 6 meses após a embolização de um PAVM complexo do lobo superior direito mostra a recanalização da artéria de alimentação (seta) devido a um enchimento insuficiente. A veia de drenagem ainda está opacificada (V). b) A injeção selectiva da artéria de alimentação confirma a recanalização (seta). Foi efectuada uma embolização adicional para obter uma oclusão transversal completa ***(Pelage et al., 2006).***

Durante o seguimento após a embolização, foram relatadas complicações neurológicas importantes, tais como abcesso cerebral, ataque isquémico transitório ou acidente vascular cerebral (AVC), relacionadas com as MVP tratadas com reperfusão ou com as novas MVP. A morbilidade a longo prazo das MVAPs reperfundidas é desconhecida, mas alguns doentes já sofreram um AVC devido a MVAPs recanalizadas ***(Mager et al., 2004).***

O sucesso técnico foi definido como a embolização bem-sucedida de todas as MPAVs visíveis, sem observação de preenchimento residual da MPAV no angiograma final. O nível de saturação de oxigénio arterial (SaO2), que é um parâmetro da fração de shunt direita-esquerda, foi calculado através da realização de análises de gases no sangue arterial antes e depois da embolização (***Shin et al., 2010).***

O resultado do paciente foi rastreado até o acompanhamento radiológico mais recente. Considerou-se que uma PAVM tinha sido tratada com sucesso se a involução completa ou quase completa (ou seja, apenas cicatriz linear) do saco aneurismático fosse observada nas tomografias de tórax de seguimento. O desaparecimento de um saco na radiografia do tórax foi considerado aceitável nos doentes que não efectuaram uma TAC de seguimento se o saco tivesse sido visto na radiografia do tórax efectuada antes da embolização (***Shin et al., 2010).***

A repetição do tratamento está, por isso, indicada durante o seguimento, devido à recanalização de MVAPs previamente embolizadas ou ao alargamento de MVAPs não tratadas, que pode ser observado em até 13% dos doentes tratados. As MAVP simples são geralmente fáceis de ocluir sem risco de recanalização. Foram descritos diferentes mecanismos que explicam a reperfusão de MVAPs embolizadas com TC de seguimento. Estes incluem a recanalização de PAMTs embolizadas devido a um empacotamento insuficiente, recrutamento de ramos normais adjacentes e, raramente, fornecimento sistémico à PAMT embolizada ***(Lacombe et al., 2005).***

Capítulo 7
Complicações das técnicas de embolização

A incidência de hematoma varia de 1% a 3%, com um aumento da incidência associado ao aumento do tamanho dos introdutores, uso de anticoagulação, uso de terapia antiplaquetária e obesidade. As complicações hemorrágicas maiores, definidas como perda de sangue que causa diminuição da hemoglobina >3,0 g/dL ou necessidade de transfusão de sangue, são geralmente óbvias. No entanto, deve sempre suspeitar-se de hematomas ocultos ou hemorragia retroperitoneal em doentes com hipotensão ou dor no flanco/quadrante inferior após o procedimento. A tomografia computorizada confirma o diagnóstico. A transfusão imediata é muitas vezes necessária, sendo a consulta de cirurgia necessária nalguns casos ***(Andersen et al., 2005).***

Estima-se que a taxa global de complicações durante a TCE varie entre 10 e 15% quando efectuada por mãos experientes, não havendo relatos de mortalidade. Dada a baixa taxa de complicações da TCE e a sua eficácia, com uma taxa de sucesso próxima dos 99%, a indicação para o tratamento de uma VAP é estabelecida na presença de sintomas relacionados ou quando os vasos de alimentação têm 3 mm de diâmetro ou mais (***Prasad et al., 2004).***

A dor torácica pleurítica é a complicação mais frequentemente registada após o TCE. Surge geralmente nas primeiras 48 horas e responde bem aos analgésicos. A incidência desta complicação parece estar relacionada com o tamanho da VAP, estando presente em até 31% dos doentes em que a VAP ocluída tem vasos de alimentação com mais de 8 mm de diâmetro. Também foi relatada a ocorrência de pleurisia tardia (4 a 6 semanas após a TCE) associada a febre alta, particularmente após a embolização com bobina ***(Bilbao, 2006).***

A hemorragia recorrente precoce, nas primeiras semanas e meses após a embolização, é causada pela embolização incompleta dos vasos anómalos, o que pode dever-se à natureza extensa da doença subjacente ou à procura incompleta de todos os vasos anómalos. Vários estudos relataram ressangramento no primeiro mês após a embolização em 10% a 29% dos pacientes. A ressangramento tardio após a embolização ocorre devido à recanalização de vasos previamente embolizados ou à revascularização da circulação colateral secundária à progressão da doença pulmonar subjacente. Por conseguinte, é importante identificar e embolizar todos os vasos que possam estar a contribuir para o fornecimento anormal de sangue, incluindo quaisquer artérias sistémicas ou pulmonares não brônquicas. Se possível, a patologia sublingual deve ser tratada para se conseguir um controlo da hemoptise a longo prazo ***(Chun e Belli, 2009).***

As complicações raras relatadas são a necrose aórtica e brônquica, a estenose brônquica, a paralisia diafragmática unilateral, o enfarte pulmonar (especialmente em doentes que sofreram embolia da artéria pulmonar), a fístula brônquico-esofágica do tronco da artéria esquerda e a embolização não-alvo (cólon, circulação coronária e cerebral). Especialmente os materiais embólicos esféricos mais recentes (gelatina tris-acrílica) podem atravessar dos brônquios para a circulação pulmonar e, em seguida, através de malformações arteriovenosas pulmonares não ocluídas para a circulação sistémica ***(Vinaya et al., 2004).***

Incidentalmente, pode ocorrer dissecção subintimal ou perfuração da artéria brônquica (cuidado com o uso de fios-guia do tipo glide wire) ou dissecção da aorta ***(Swanson et al., 2002).***

Os défices neurológicos mais importantes são os da coluna vertebral (paraplegia - parcial ou total). Devido à embolização das colaterais da artéria espinal anterior, as complicações cerebrovasculares são muito raras. Devido à embolização sem alvo durante o BAE do ramo subclávio ou do arco aórtico. Odontofagia/dificuldade em engolir - transitória (3%). Foi registada necrose do esófago. Dor na parede torácica - transitória. Angina/enfarte do miocárdio (ligações das artérias coronárias). Foi registada necrose das vias respiratórias (***McPherson, 2010).***

A complicação mais temida e grave deste procedimento é a isquémia medular secundária à embolização inadvertida das artérias espinhais anteriores ou posteriores através das artérias radiculomedulares, que podem ter origem nas artérias brônquicas. Esta complicação foi descrita como ocorrendo em 1,4 a 6,5% dos BAE, de acordo com diferentes séries publicadas. O uso de um microcateter pode ser indicado nesta situação para que o BAE possa ser realizado a partir de uma posição mais distal (***Wong et al., 2002).***

Deve-se também estar atento à presença de eventuais anastomoses broncopulmonares com as artérias ou veias pulmonares. Foi demonstrado experimentalmente que estas anastomoses medem pouco mais de 300 mm, pelo que se recomenda que qualquer partícula utilizada como agente embólico seja maior do que isso. De facto, tivemos um caso em que a passagem de microesferas embólicas de gelatina trys-acril através de anastomoses broncopulmonares tumorais resultou em embolização cerebral, que felizmente se resolveu, não deixando sequelas. Por outro lado, a utilização de partículas mais pequenas resultará também numa oclusão demasiado distal que poderá impedir o normal fornecimento de sangue a outras estruturas anatómicas, como o esófago, e levar a necrose. É também por este motivo que os agentes embólicos líquidos já não são recomendados. De facto, foi descrito o desenvolvimento de disfagia após o BAE em até 18% dos casos, tendo também sido relatada a ocorrência de uma fístula broncoesofágica. Do mesmo modo, a necrose aórtica e brônquica, embora rara, também pode ocorrer. No entanto, a complicação mais frequentemente registada após EBA é a dor torácica, que foi descrita como ocorrendo em 24 a 91% dos procedimentos de EBA ***(Yoon et al., 2002).***

As anastomoses entre a artéria brônquica e a artéria coronária são raras e são habitualmente anomalias congénitas assintomáticas, geralmente diagnosticadas incidentalmente durante a angiografia coronária. No entanto, algumas doenças pulmonares subjacentes podem causar a sua dilatação e funcionalização, provocando angina de peito através da síndrome do roubo coronário. Alguns relatos de casos descreveram a opacificação da artéria coronária com contraste no momento da angiografia brônquica num paciente com hemoptise maciça e enfatizaram as complicações catastróficas, como o enfarte do miocárdio, devido ao refluxo do agente embólico particulado durante a embolização da artéria brônquica (***Cho et al., 2010).***

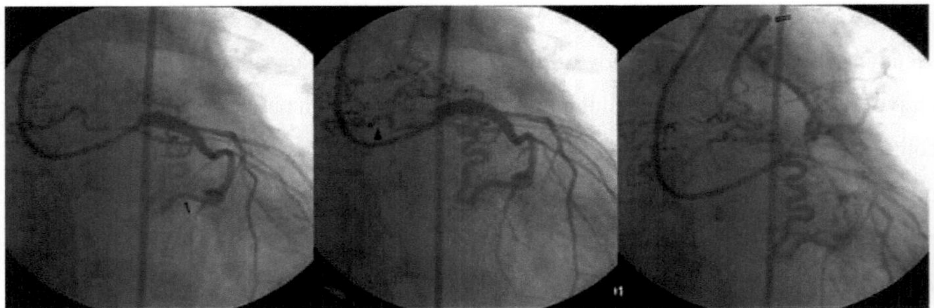

Fig (38): Diferentes fases da angiografia selectiva da coronária esquerda mostram um grande vaso tortuoso (seta) que surge do ramo posterolateral da artéria coronária circunflexa esquerda. Passa o espaço retrocardíaco e anastomosa-se com a artéria brônquica esquerda (setas duplas) através dos vasos mediastinais. O ramo atrial esquerdo (cabeça de seta) também está ligado aos vasos mediastinais ***(Cho et al., 2010).***

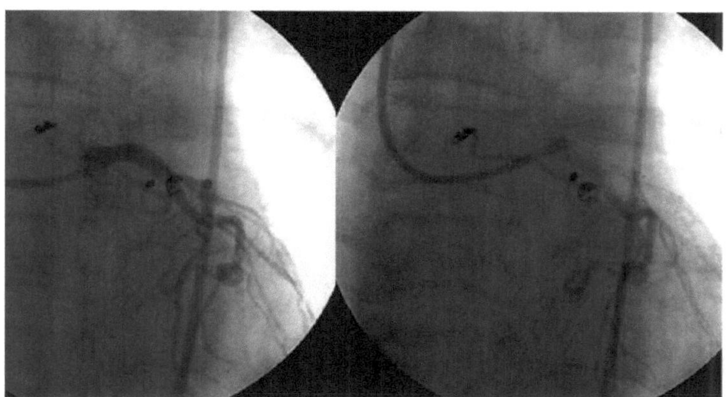

Fig (39): A angiografia final mostra oclusão das anastomoses entre as artérias coronárias e brônquicas, juntamente com artérias coronárias circunflexas esquerdas patentes ***(Cho et al., 2010).***

A migração sistémica do dispositivo embólico, que foi relatada como ocorrendo em até 3% dos casos, é provavelmente a complicação mais temida, pois pode resultar em acidente vascular cerebral. A recuperação de uma bobina migrada pode ser possível com dispositivos como um laço de pescoço de ganso. Quando um balão migra, podem ser feitas tentativas para o esvaziar, perfurando-o com uma agulha inserida por via percutânea, dependendo da sua localização (***Lorenz, 2006).***

Foi relatado que 2% dos pacientes podem sofrer embolia aérea durante o procedimento, que se manifesta clinicamente como angina e bradicardia ***(Saluja et al., 2000).***

Cateteres Bloqueio

Trata-se de um problema comum, importante e, por vezes, evitável. Um cateter bloqueado pode resultar na perda de posição do cateter num local a que se acede com grande dificuldade. A prevenção é melhor do que lidar com as conseqüências de um cateter que não pode ser desbloqueado e tem que ser totalmente removido e trocado por outro. Assegurar que o lúmen do cateter de introdução é adequado para as bobinas selecionadas ou outros agentes embólicos (por exemplo, é difícil injetar Gelfoam espesso num microcateter e é impossível passar uma bobina de 0,038" num cateter com lúmen de 0,035"). Lavar frequentemente o cateter com soro fisiológico. Utilizar uma seringa de 1 ml para lavar os microcateteres. Se um cateter ficar bloqueado, pode ser mais seguro removê-lo. A injeção forçada para desobstruir pode deslocar material embólico que já tenha sido administrado e/ou causar refluxo para outro vaso ***(Ratnam e Morgan, 2010).***

Embolização não-alvo

O risco de embolização não-alvo é reduzido pela utilização de microcateteres em situações de alto risco. Em casos de migração da bobina, a recuperação pode ser efectuada, se necessário ***(Ratnam e Morgan, 2010).***

Necrose dos tecidos

Após uma embolização bem sucedida, a síndrome pós-embolização pode resultar numa necrose tecidular significativa ou numa trombose intravascular. Esta deve ser distinguida da infeção. Se os sintomas persistirem ou se agravarem, deve considerar-se a hipótese de infeção. Neste caso, devem ser efectuadas culturas de sangue ***(Ratnam e Morgan, 2010).***

Síndrome pós-embolização (PES)

A etiologia da SPE não está totalmente estabelecida. A hipóxia tecidular e a morte celular levam à libertação de produtos de degradação tecidular, mediadores inflamatórios e substâncias vasoactivas dos tecidos normais adjacentes. A SPE pode continuar até 7-14 dias após o procedimento ***(Puppala, 2010).***

A gravidade dos sintomas pode estar correlacionada com o volume do agente embólico e com a extensão da embolização do tecido alvo. O tipo de agente embólico não está correlacionado com a ocorrência de PES, mas as partículas pequenas e os agentes líquidos têm maior probabilidade de resultar em necrose dos tecidos. Sintomas como vários graus de dor, febre, náuseas, mal-estar, artralgia e perda de apetite, e pirexia contínua ou intermitente de baixo grau <3(hC (104 F) são típicos. A febre alta ou em picos sugere infeção. 20% dos doentes com PES têm leucocitose <24 000/microlitro nas primeiras 24 horas. Um aumento posterior dos leucócitos deve ser visto com cautela e sugere infeção ***(Puppala, 2010).***

Como cuidados pré-procedimento, os doentes devem ser plenamente informados dos riscos da PSA e da sua ocorrência e gravidade variáveis. A hidratação é crucial na PSA devido aos riscos de nefropatia de contraste, perda de fluidos por vómitos, perda de apetite e desidratação secundária. Os antibióticos de largo espetro podem prevenir a infeção, mas existem poucas provas que apoiem a sua utilização de rotina ***(Puppala, 2010).***

Como tratamento intraprocedimental, bomba de PCA usando sulfato de morfina ajustada a 1 mg/5 min de bloqueio. Isto deve ser complementado por analgesia opiácea adicional titulada para controlo da dor. Os protocolos de opiáceos e benzodiazepinas de ação curta por via intravenosa podem ser vantajosos. É essencial que outra pessoa, que não o operador, assuma a responsabilidade pelo controlo da dor. Deve ser administrado um antiemético IV, por exemplo, Cyclizine 50 gg ***(Puppala, 2010).***

Como tratamento pós-procedimento, a analgesia deve ser continuada até o doente se sentir confortável. A linha IV é descontinuada quando o doente consegue tolerar a analgesia oral. A utilização de um opiáceo combinado com um AINE é geralmente melhor do que um agente único. Os antieméticos devem ser continuados, conforme necessário, por via IV ou IM até que a ingestão oral seja retomada. A hidratação é essencial, devendo ser prescritos fluidos intravenosos para os doentes sedados ou que não consigam administrar fluidos orais. É essencial tranquilizar os doentes, recordando-lhes que a SPE é um efeito secundário normal e autolimitado da emboloterapia ***(Puppala, 2010).***

Resumo e conclusão

A hemoptise com risco de vida é uma das condições mais difíceis encontradas nos cuidados intensivos e exige uma investigação exaustiva e atempada. Apesar dos avanços na gestão médica e da unidade de cuidados intensivos, a hemoptise maciça continua a ser uma ameaça séria. O tratamento conservador da hemoptise maciça acarreta uma taxa de mortalidade de 50% a 100%. A causa da morte é geralmente a asfixia e não a exsanguinação. As taxas de mortalidade relatadas para cirurgia realizada para hemoptise maciça variam de 7,1% a 18,2%. No entanto, a taxa de mortalidade aumenta significativamente, até cerca de 40%, quando a cirurgia é efectuada como um procedimento de emergência.

A hemoptise maciça constitui uma emergência respiratória significativa e, muitas vezes, com risco de vida. A embolização das artérias sistémicas brônquicas e não brônquicas é um tratamento não cirúrgico seguro e eficaz para doentes com hemoptise maciça.

A embolização da artéria brônquica **(EBA)** tornou-se um procedimento estabelecido no tratamento da hemoptise maciça e recorrente; a sua utilização foi relatada pela primeira vez em 1973 por Remy et al. A eficácia, segurança e utilidade da EBA no controlo da hemoptise maciça foram bem documentadas em muitos relatórios subsequentes. Devido à baixa reserva pulmonar e a outras condições médicas co-mórbidas, a maioria dos pacientes com hemoptise maciça não são candidatos à cirurgia. No entanto, a cirurgia continua a ser o procedimento de eleição no tratamento da hemoptise maciça causada por condições específicas, como o quisto hidático, a lesão vascular torácica, o adenoma brônquico e o aspergiloma resistente a outros tratamentos. Mesmo em candidatos a cirurgia, o BAE é eficaz na preparação do doente para uma cirurgia electiva em vez de uma cirurgia de emergência de alto risco.

Os achados angiográficos na hemoptise maciça incluem artérias brônquicas hipertróficas e tortuosas, neovascularização, hipervascularização, shunt para a artéria ou veia pulmonar, extravasamento do meio de contraste e aneurisma da artéria brônquica. Embora o extravasamento do meio de contraste seja considerado um sinal específico de hemorragia brônquica, este achado é raro e a sua prevalência varia entre 3,6% e 10,7%. Assim, a determinação de quais artérias devem ser embolizadas deve ser baseada numa combinação de achados tomográficos, broncoscópicos e angiográficos com correlação clínica. Todos os angiogramas, incluindo os arteriogramas intercostais, devem ser cuidadosamente examinados quanto à opacificação das artérias espinhais para evitar a embolização inadvertida.

É utilizada uma variedade de materiais embólicos para o BAE. A esponja de gelatina absorvível é amplamente utilizada porque é barata, fácil de manusear e tem um tamanho embólico controlável. No entanto, as desvantagens da esponja de gelatina absorvível são a sua resolubilidade e a falta de radio-opacidade. A sua utilização pode levar à recanalização da artéria embolizada e pode, por vezes, ser responsável por hemorragias recorrentes. As partículas de álcool polivinílico são materiais embólicos não absorvíveis, sendo as partículas com 350-500 nm de diâmetro as mais utilizadas a nível mundial, podendo evitar a recorrência precoce de hemoptise devido à recanalização da artéria embolizada, como seria de esperar com a esponja de gelatina absorvível.

Várias complicações do BAE têm sido relatadas na literatura. A dor torácica é a complicação mais comum, com uma prevalência relatada de 24%-91%. A dor torácica está provavelmente relacionada com um fenómeno isquémico causado pela embolização e é geralmente transitória. Além disso, pode ocorrer disfagia devido à embolização de ramos esofágicos, com uma prevalência registada de 0,7%-18,2%. A disfagia também regride espontaneamente. A dissecção subintimal da aorta ou da artéria brônquica durante o BAE é a outra complicação menor, com uma prevalência registada de 1%-6,3%. Normalmente, não existem sintomas ou problemas relacionados com a dissecção subintimal.

A complicação mais desastrosa da EBA é a isquémia da medula espinal devido à oclusão inadvertida das artérias espinais. A prevalência de isquémia da medula espinal após EBA é de 1,4% a 6,5%.

O tratamento da VAP é indicado para prevenir complicações neurológicas, evitar a rutura das malformações e reduzir o shunt direita-esquerda.

O ecocardiograma com contraste e a imagem de perfusão por RM são provavelmente demasiado sensíveis e permanecem positivos na maioria dos doentes, mesmo após a oclusão bem sucedida de todas as MAVP angiograficamente visíveis.

Existe uma pequena incidência de dor torácica pleurítica quando o saco do aneurisma tromba. Esta situação pode ocorrer pouco tempo depois da embolização (até 48 horas) ou pode ser retardada, ocorrendo normalmente ao fim de 4-6 semanas.

Na maioria dos doentes com VAP difusas, a melhoria da dispneia, da oxigenação e da fração de shunt não é completa. Acredita-se que o shunt residual represente o shunt através de pequenas VAPs.

A repetição do tratamento está, por isso, indicada durante o seguimento, devido à recanalização de MVAPs previamente embolizadas ou ao aumento de MVAPs não tratadas, que pode ser observado em até 13% dos doentes tratados.

Conclusões

A embolização da artéria brônquica é um tratamento não cirúrgico seguro e eficaz para doentes com hemoptise maciça. O conhecimento da anatomia da artéria brônquica, juntamente com a compreensão das caraterísticas fisiopatológicas da hemoptise maciça, são essenciais para a realização da EBA.

A maioria das complicações relacionadas com o procedimento são menores. Acredita-se que a utilização de microcateteres para cateterização superselectiva e embolização pode minimizar as complicações graves relacionadas com a lesão da medula espinal. Com uma técnica adequada, é um procedimento seguro e bem tolerado, com melhores resultados do que o tratamento médico, a intervenção cirúrgica ou as técnicas broncoscópicas isoladas.

A embolização da artéria brônquica (BAE) é um procedimento não cirúrgico bem estabelecido no tratamento da hemoptise. A embolização da artéria brônquica (EBA) surgiu nos últimos anos como um tratamento para a hemoptise grave e potencialmente fatal e revolucionou a gestão da doença, proporcionando uma ferramenta fiável e minimamente invasiva com excelentes resultados diagnósticos e terapêuticos.

As taxas de não recorrência a curto prazo (com seguimento até 1 mês) variam entre 77% e 99%. Podem ser alcançadas taxas de sucesso de 100% utilizando embolizações repetidas e controlo da doença subjacente, quer farmacológica quer cirurgicamente.

Recomendações

1) Tornar a arteriografia brônquica uma técnica de pré-requisito para os pacientes que se queixam de hemoptise maciça ou recorrente e para aqueles com hemoptise de origem desconhecida.

2) Recomendamos que se continue a investigar outras utilizações da arteriografia brônquica, como a infusão intra-arterial de quimioterapia e a injeção intra-arterial de medicamentos antifúngicos em cavidades de aspergiloma, especialmente se resistentes ao tratamento sistémico.

3) Preparação de uma unidade de pneumologia de intervenção bem qualificada no Egito, com pessoal bem formado, bons equipamentos e dispositivos para servir os nossos doentes.

4) Organização de cursos de formação e de seminários sobre esta técnica para desenvolver as competências do pessoal de trabalho

Referências

Amer T, Sabery H, Soliman N, Abou-EL-Atta M e Abd Elmaksoud A (2003): Embolização da artéria brônquica para controlo de hemoptise maciça. O Egito. Journal of Radiology and Nuc Med; 34: 39-50.

Andersen K, Bregendahl M, Kaestel H, Skriver M, Ravkilde J (2005): Hematoma após angiografia coronária e intervenção coronária percutânea através da frequência da artéria femoral e factores de risco. Eur J Cardiovasc Nurs; 4: 123.

Andrews RT, Binkert CA (2003): Taxas relativas de redução do fluxo sanguíneo durante a embolização arterial transcateter com microesferas de gelatina tris-acryl ou álcool polivinílico: comparação quantitativa num modelo suíno. J Vasc Interv Radiol; 14: 13111316.

Antonelli M, Midulla F, Tancredi G, Salvatori F, Bonci E e Cimino G (2002): Embolização da artéria brônquica para o tratamento da hemoptise não-massiva na fibrose cística. Chest; 121(3): 796-801.

Aspelin P, Aubry P, Fransson SG, et al (2003): Nephrotoxic effects in high-risk patients undergoing angiography. N Engl J Med 2003; 348: 491-499.

Augoulea A, Lambrinoudaki I, Christodoulakos G (2008): Síndrome da endometriose torácica. Respiração; 75: 113.

Avritscher R e Wallace MJ (2012): Princípios de embolização. In: Oncologia intervencionista. By: Mueller PR e Adam A (eds).

Springer, Nova Iorque, Dordrecht, Heidelberg, Londres, Capítulo 7, PP: 81-86.

Bader BD, Berger ED, Siberbaur I, et al (2004): Qual é o melhor regime de hidratação para prevenir a nefrotoxicidade induzida por meios de contraste? Clin Nephrol; 62: 1-7.

Bates MC, Almehmi A (2004): Insuficiência cardíaca congestiva de alto débito tratada com sucesso com embolização transcateter de uma grande fístula arteriovenosa renal. Catheter Cardiovasc Interv; 63: 373-376.

Becker GJ (2001): RSNA annual oration in diagnostic radiology: the future of interventional radiology. Radiologia; 220: 281-292.

Benotch EG, Lutgendorf SK, Watson D, et al (2000): Rapid anxiety assessment in medical patients: evidence for the validity of verbal anxiety ratings. Ann Behav Med; 22: 199-203.

Bhasin A, Venkatesh SK, Caleb MG (2011): Embolização da artéria pericardiofrénica para controlo de hemoptise maciça. Singapore Med J 2011; 52(5): 104-107.

Bilbao JI, Martinez-Cuesta A, Urtasun F, Cosin O (2006): Complicações da embolização. Semin Intervent Radiol 23: 126-142.

Binkert CA (2002): Ferramentas e técnicas de embolização. Suplemento de Radiologia Aplicada; 55-64.

Brunicardi FC (2005): Princípios de cirurgia de Schwartz. 8a ed. Nova Iorque: McGraw-Hill, Health Pub. Division; 2005.

Burrows PE, Mason KP (2004): Tratamento percutâneo de malformações vasculares de baixo fluxo. J Vasc Interv Radiol; 15: 431-445.

Chalmers N (2010): Acesso vascular, para embolização: técnicas e equipamentos. In: Embolização e Terapia Transcateter. Por: Kessel DO, Ray CE (Eds.). Springer London Dordrecht (Heidelberg New York). cap. 8, p: 75-84.

Chan CY, Hsu WC, Chuang ML, Yu CT, Hsu YY e Lim KE (2004): Left Main Bronchus as anatomical landmark in Bronchial Angiography. Chin J Radiol; 29: 117-121.

Cheng LF, Fung EPY, Hon TYW, Loke TKL, Lo SS e Chan JCS (2005): Embolização da Artéria Brônquica para Hemoptise Aguda Massiva: Estudo Retrospetivo. J HK Coll Radiol; 8: 15-19.

Choi YH, Han MH, O-Ki K, et al (2002): Malformações venosas cavernosas craniofaciais: escleroterapia percutânea com uso de oleato de etanolamina. J

Vasc Interv Radiol; 13: 475-482.

Chong A, Soulen MC, Baum RA, et al (2001): Embolização com balão da artéria ilíaca interna antes da implantação de endoprótese de aneurisma. J Vasc Interv Radiol; 12: 637-639.

Chun HJ, Byun JY, Yoo SS, Choi BG (2003): Added benefit of thoracic aortography after transarterial embolization in patients with hemoptysis. AJR Am J Roentgenol; 180:1577.

Chun JY, Belli AM (2009): Immediate and long-term outcomes of bronchial and non-bronchial systemic artery embolisation for the management of haemoptysis. Eur Radiol [Epub ahead of print]

Corder R (2003): Hemoptise. Emerg Med Clin North Am; 21: 42135.

de Gracia J, de la Rosa D, Catalan E, et al (2003): Utilização de fibrinogénio-trombina endoscópico no tratamento da hemoptise grave. Respir Med; 97:790.

de Gregorio MA, Medrano J, Mainar A, Alfonso ER, e Rengel M (2006): Tratamento endovascular de hemoptise maciça por embolização da artéria brônquica: Acompanhamento a curto e longo prazo durante um período de 15 anos. Arch Bronconeumol 2006; 42(2): 49-56.

Delage A, Tillie-Leblond I, Cavestri B, et al (2010): Hemoptise criptogénica na doença pulmonar obstrutiva crónica: caraterísticas e resultado. Respiração; 80: 387.

Dinkel HP, Triller J (2002): Pulmonary arteriovenous malformations: embolotherapy with superselective coaxial catheter placement and filling of venous sac with Guglielmi detachable coils. Radiologia; 223: 709-714.

Do KH, Goo JM, Im JG, Kim KW, Chung JW, Park JH (2001): Systemic arterial supply to the lungs in adults: spiral CT findings. Radiographics; 21: 387-402.

Drolet BA, Scott LA, Esterly NB, et al (2001): Intervenção cirúrgica precoce num doente com fenómeno de Kasabach Merritt. J Pediatr; 138: 756-758.

Ellis H, Feldman S, Harrop-Griffiths W (2004): Anatomy for anaesthetists. 8th ed.

Oxford: Blackwell.

Faughnan ME, Lui YW, Wirth JA, Pugash RA, Redelmeier DA, Hyland RH, White Jr RI (2000): Malformações arteriovenosas pulmonares difusas: caraterísticas e prognóstico. Chest; 117: 31-38.

Flaherty JD, Davidson CJ (2005): Diabetes e revascularização coronária. JAMA; 293: 1501-8.

Flume PA, Yankaskas JR, Ebeling M, Hulsey T, Clark LL (2005): Massive hemoptysis in cystic fibrosis. Chest; 128: 729-738.

Furnari ML, Salerno S, Rabiolo A, Caravello V, Pardo F (2003): Derivação brônquica para subclávia em um paciente com FC. Uma potencial armadilha para embolização. J Cyst Fibros; 2: 217-219.

Golzarian J, Siskin GP, Sharafuddin MJ (2006): Ferramentas de Embolização. In: Emboloterapia Vascular. By: Golzarian J, Sun S, Sharafuddin MJ (Eds.). Springer-Verlag Berlin Heidelberg (Alemanha); Vol. 1, cap. 2 . p: 15-34.

Goodenberger DM (2008): Malformações arteriovenosas pulmonares. In: Doenças e distúrbios pulmonares de Fishman. Por: Fishman AP (ed). (Editor-chefe). 4th edition, McGraw-Hill Companies (United States of America); vol. 1, ch. 84, pp: 1467-1484.

Gumina RJ e Holmes DR (2007). Preparação e seleção ideais do paciente para evitar complicações. In: Handbook of complications during percutaneous coronary interventions. Por: Eckhout E, Carlier S, Lerman A, Kern M (eds). Informa UK Ltd. Ch. 2, PP: 17-37.

Harrison TR, Braunwald E (2001): Hemoptise. In: Princípios de medicina interna de Harrison. 15ª ed. Nova Iorque: McGraw- Hill, 2001:203-6.

Haslam PJ, Yap B, Mueller PR, et al (2000): Anesthesia practice and clinical trends in interventional radiology: a European survey. Cardiovasc Intervent Radiol; 23: 256-261.

Herth F, Ernst A, Becker HD (2001): Long-term outcome and lung cancer incidence in patients with hemoptysis of unknown origin. Chest; 120: 1592-1594.

Hsiao EI, Kirsch CM, Kagawa FT, Wehner JH, Jensen WA, Baxter RB (2001): Utility of fiberoptic bronchoscopy before bronchial artery embolization for massive hemoptysis. AJR Am J Roentgenol; 177: 861-867.

Ibrahim WH (2008): Hemoptise maciça: a definição deve ser revista. Eur Respir J; 32: 1131.

Cho J, Shin T, Jun K, Ryoo J, Choi H, Choi B e Hwang J (2010): Embolização Transcateter da Artéria Brônquica proveniente da Artéria Coronária Circunflexa Esquerda em um Paciente com Hemoptise Massiva. Cardiovasc Intervent Radiol 33:169-172.

Jean-Baptiste E (2000): Clinical assessment and management of massive hemoptysis. Crit Care Med; 28:1642.

Pelage JP, El Hajjam M, Lagrange C, Chinet T, Vieillard-Baron A, Chagnon S e Lacombe P (2005): Pulmonary Artery Interventions: An Overview. RadioGraphics; 25: 1653-1667.

Shin JH, Park SJ, Ko GY, Yoon HK, Gwon DI, Kim JH e Sung KB (2010): Embolotherapy for Pulmonary Arteriovenous Malformations in Patients without Hereditary Hemorrhagic Telangiectasia. Korean J Radiol; 11: 312-319.

Chun JY, Morgan R e Belli AM (2010): Radiological Management of Hemoptysis: Uma Revisão Abrangente de Diagnóstico por Imagem e Embolização Arterial Brônquica. Cardiovasc Intervent Radiol; 33: 240-250.

Khalil A, Farres MT, Mangiapan G, Tassart M, Bigot JM, Carette MF (2000): Malformações arteriovenosas pulmonares: diagnóstico por angiografia por ressonância magnética com contraste. Chest; 117: 1399-1403.

Khalil A, Soussan M, Mangiapan G, et al (2007): Utility of high- resolution chest CT scan in the emergency management of haemoptysis in the intensive care unit: severity, localization and aetiology. Br J Radiol; 80: 21.

Konez O, Burrows PE, Mulliken JB (2002): Malformações venosas cervicofaciais: Caraterísticas da ressonância magnética e estratégias de intervenção. Interv Neuroradiol; 8: 227-234.

Konya A, Van Pelt CS, Wright KC (2004): Embolização capilar de óleo e etanol eiodizado em rins de coelho: achados histopatológicos temporais. Radiology; 232(1): 147-53.

Lacombe P, Lagrange C, El-Hajjam M, Chinet T, Pelage JP (2005): Reperfusão de grandes malformações arteriovenosas pulmonares complexas após embolização: relato de três casos. CardioVasc Intervent Radiol; 28: 30-35.

Laurent A, Wassef M, Pelage JP, et al. (2005): Deformação in vitro e in vivo da microesfera de TGMS e PVA em relação à sua localização arterial [resumo]. J Vasc Interv Radiol; 16: S77.

Lee S, Chan JW, Chan SC, et al (2008): Embolização da artéria brônquica pode ser igualmente seguro e eficaz no tratamento da hemoptise crónica recorrente. Hong Kong Med J; 14(1): 14-20 .

Lee WL, Graham AF, Pugash RA, Hutchinson SJ, Grande P, Hyland RH, Faughnan ME (2003): A ecocardiografia com contraste permanece positiva após o tratamento de malformações arteriovenosas pulmonares. Chest; 123: 351-358.

Leung JWT, Gotway MB, Sickles EA (2005): Embolização pré-operatória de tumor filodes vascular da mama. AJR Am J Roentgenol; 184[3 Suppl]: S115-S117.

Lordan JL, Gascoigne A, Corris PA (2003): O médico pulmonar em cuidados intensivos. Caso ilustrativo 7: Avaliação e tratamento da hemoptise maciça. Thorax; 58: 814.

Mager JJ, Overtoom TT, Blauw H, Lammers JW, Westermann CJ (2004): Emboloterapia de malformações arteriovenosas pulmonares: resultados a longo prazo em 112 pacientes. J Vasc Intervent Radiol; 15: 451-456.

Martin ML, Lennox PH (2003): Sedação e analgesia no departamento de radiologia de intervenção. J Vasc Interv Radiol; 14: 1119-1128.

Mauro MA, Burke CT, Jaques PF (2006): Embolização Transcateter da Artéria Brônquica para Inflamação (Hemoptise). In: Angiografia de Abrams: Radiologia Intervencionista. Baum S; Pentecost MJ (Eds.). 2nd Edition. Lippincott Williams & Wilkins; cap. 51, pp: 910-920.

McDonald DM (2001): Angiogenesis and remodeling of airway vasculature in chronic inflammation. Am J Respir Crit Care Med; 164(10 pt 2): S39-S45.

McPherson S (2010): Embolização da artéria brônquica. In: Embolização e Terapia Transcateter. Por: Kessel DO, Ray CE (Eds.). Springer London Dordrecht (Heidelberg New York). cap. 35, p: 349-362.

Mehran R, Aymong ED, Nikolsky E et al (2004): A simple risk score for prediction of contrast-induced nephropathy after percutaneous coronary intervention. Desenvolvimento e validação inicial. J Am Coll Cardiol; 44: 1393-1399.

Menchini L, Remy-Jardin M, Faivre JB, et al (2009): Hemoptise criptogénica em fumadores: angiografia e resultados da embolização em 35 doentes. Eur Respir J; 34: 1031.

Numan F, Omeroglu A, Kara B, Cantasdemir M, Adaletli I, Kantarci F. (2004): Embolização de malformações vasculares periféricas com copolímero de etileno vinil álcool (Onyx). J Vasc Interv Radiol; 15: 939-46.

Pea L, Roda L, Boussaud V, Lonjon B (2003): Desmopressin therapy for massive hemoptysis associated with severe leptospirosis. Am J Respir Crit Care Med; 167: 726.

Pelage JP, Lacombe P, White RI, Pollak JS (2006): Malformações Arteriovenosas Pulmonares. In: Emboloterapia Vascular. Por: Golzarian J, Sun S, Sharafuddin MJ (Eds.). SpringerVerlag Berlin Heidelberg (Alemanha); Vol. 1, cap.17, p: 279-296.

Yu-Tang Goh P, Lin M, Teo N e Wong DE (2002): Embolização para Hemoptise: A Six-Year Review. Cardiovasc Intervent Radiol; 25: 17-25.

Phillips S, Ruttley MS (2000): Embolização da artéria brônquica: a importância da aortografia torácica preliminar. Clin Radiol; 55: 317-319.

Piper WD, Malenka DJ, Ryan TJ Jr, Shubrooks SJ Jr, O'Connor GT, Robb JF, Farrell KL, Corliss MS, Hearne MJ, Kellett MA Jr, et al (2003): Predicting vascular complications in percutaneous coronary interventions. Am Heart J; 145: 1022-1029.

Pollack JA, White RI (2001): O uso de adesivos de cianoacrilato na embolização periférica. J Vasc Interv Radiol; 12: 907-913.

Pollak JS e White RI Jr (2006): Malformações Arteriovenosas Pulmonares. In: Angiografia de Abrams: Radiologia Intervencionista. Baum S; Pentecost MJ (Eds.). 2nd Edition. Lippincott Williams & Wilkins; cap. 53, pp: 928-945.

Andersen PE e Kjeldsen AD (2008): Long-Term Follow-up After Embolization of Pulmonary Arteriovenous Malformations with Detachable Silicone Balloons. Cardiovasc Intervent Radiol; 31: 569-574.

Prasad V, Chan RP, Faughnan ME (2004): Embolotherapy of pulmonary arteriovenous malformations: efficacy of platinum versus stainless steel coils. J Vasc Interv Radiol; 15: 153-160.

Puppala S (2010): Manejo da Síndrome Pós-embolização. In: Embolização e Terapia Transcateter. Por: Kessel DO, Ray CE (Eds.). Springer London Dordrecht (Heidelberg New York). cap. 13, p: 129-136.

Ratnam L e Morgan R (2010): Complicações da Emboloterapia. In: Embolização e Terapia Transcateter. Por: Kessel DO, Ray CE (Eds.). Springer London Dordrecht (Heidelberg New York). cap. 12, p: 121-128.

Ravina JH, Aymard A, Ciraru-Vigneron N, et al. (2003): Embolização de fibróides uterinos: resultados sobre 454 casos. Gynecol Obstet Fertil; 31: 597-605.

Remy-Jardin M, Bouaziz N, Dumont P, Brillet PY, Bruzzi J, Remy J (2004): Artérias sistémicas brônquicas e não brônquicas na angiografia por TC de fileira multidetectores: comparação com a angiografia convencional. Radiologia; 233:741-749.

Revel MP, Fournier LS, Hennebicque AS, et al (2002): Can CT replace bronchoscopy in the detection of the site and cause of bleeding in patients with large or massive hemoptysis? AJR Am J Roentgenol; 179: 1217.

Robinson G (2010): Malformações Arteriovenosas Pulmonares. In: Embolização e Terapia Transcateter. Por: Kessel DO, Ray CE (Eds.). Springer London Dordrecht (Heidelberg New York). cap. 13, p: 147-156.

Saluja S, Henderson K, White RI Jr (2000): Embolotherapy in the bronchial and pulmonary circulations. Radiol Clin North Am; 38: 425-428.

Samara K, Tsetis D, Antoniou K, Protopapadakis C, Maltezakis G e Siafakas N (2011): Embolização da artéria brônquica para gestão de hemoptise criptogénica maciça: uma série de casos. Journal of Medical Case Reports; 5: 58.

Sareli AE, Janssen WJ, Sterman D, et al (2008): Clinical problemsolving. Qual é a relação? - Um homem branco de 26 anos apresentou-se no nosso hospital de referência com uma história de 1 mês de tosse persistente com expetoração branca, ocasionalmente tingida de sangue. N Engl J Med; 358: 626.

Hahn S, Kim YJ, Kwon W, Cha SW e Lee WY (2010): Comparação da Eficácia dos Agentes Embolizadores para Embolização da Artéria Brônquica: Gelfoam versus Polyvinyl Alcohol. Korean J Radiol; 11: 542-546.

Shovlin CL, Guttmacher AE, Buscarini E, et al (2004): Critérios de diagnóstico para telangiectasia hemorrágica hereditária (síndroma de Rendu-Osler-Weber). Am J Med Genet; 91: 65-67.

Sidhu M, Wieseler K, Burdick T e Shaw D (2008): Embolização da Artéria Brônquica para Hemoptise. Semin Intervent Radiol; 25: 310318.

Sirajuddin A e Lucien T (2008): Um homem de 44 anos com hemoptise: uma revisão dos estudos de imagem pertinentes e intervenções radiográficas. Clevel and Clinic Journal Of Medicine; 75: 8.

Swanson KL, Johnson CM, Prakash UB, McKusick MA, Andrews JC, Stanson AW (2002): Embolização da artéria brônquica: experiência com 54 pacientes.

Chest; 121: 789-795.

Taichman DB e Fishman AP (2008): Abordagem do paciente com sintomas respiratórios. In: Doenças e distúrbios pulmonares de Fishman. Por: Fishman AP (ed). (Editor-chefe). 4th edition, McGraw-Hill Companies (United States of America); vol. 1, ch.27 . p: 387-426 .

Tanomkiat W, Tanisaro K (2003): Relação radiográfica da origem das artérias brônquicas com o brônquio principal esquerdo. J Thorac Imaging; 18: 27-33.

van den Berg JC (2006): Embolização da artéria brônquica. In: Emboloterapia Vascular. By: Golzarian J, Sun S, Sharafuddin MJ (Eds.). Springer-Verlag Berlin Heidelberg (Alemanha); Vol. 1, cap. 16. p: 263-278.

Vinaya KN, White RI, Jr, Sloan JM (2004): Reavaliação da emboloterapia da artéria brônquica com materiais embólicos esféricos mais recentes. J Vasc Interv Radiol; 15:304-305

Wheater MJ, Mead GM, Bhandari S, Fennell J (2008): Fator VIIa recombinante no tratamento da hemorragia pulmonar associada ao coriocarcinoma metastático. J Clin Oncol; 26: 1008.

White RI Jr e Pollak JS (2006): Controlled Delivery of Pushable Fibered Coils for Large Vessel Embolotherapy (Entrega Controlada de Bobinas de Fibra Empurráveis para Emboloterapia de Grandes Vasos). In: Emboloterapia Vascular. Por: Golzarian J, Sun S, Sharafuddin MJ (Eds.). Springer-Verlag Berlin Heidelberg (Alemanha); Vol. 1, cap. 3 . p: 35-42.

White RI Jr, Pollak JS, Picus D (2003): As bobinas destacáveis de Guglielmi são necessárias para o tratamento de malformações arteriovenosas pulmonares? (Carta.) Radiology; 226: 599-600.

Won JH, Park SI, Park KJ, Oh YJ, Hwang SC (2004): Colocação de microcateter através de um orifício lateral criado num cateter 5-F em ramos arteriais subclávios proximais causando hemoptise. J Vasc Interv Radiol; 15: 881-884.

Wong ML, Szkup P, Hopley MJ (2002): Percutaneous embolotherapy for life-threatening hemoptysis. Chest; 121: 95-102.

Yoon W, Kim JK, Kim YH, Chung TW, Kang HK (2002): Embolização da artéria sistémica brônquica e não brônquica para hemoptise com risco de vida: uma revisão abrangente. Radiographics; 22:13951409.

Yoon W, Kim YH, Kim JK, et al (2003): Massive hemoptysis: prediction of nonbronchial systemic arterial supply with chest CT. Radiologia; 227: 232

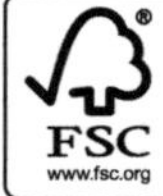
MIX
Papier aus verantwortungsvollen Quellen
Paper from responsible sources
FSC® C105338

Printed by Books on Demand GmbH, Norderstedt / Germany